Subhadra Nori / Michelle Stern / Se Won Lee

Clinical Diagnosis in Physical Medicine & Rehabilitation
Case by Case

物理医学与康复临床诊断
病例解析

苏巴德拉·诺里
主　编　〔美〕米歇尔·斯特恩
李世元

主　译　漆　伟

天 津 出 版 传 媒 集 团
天津科技翻译出版有限公司

著作权合同登记号：图字：02-2023-024

图书在版编目（CIP）数据

物理医学与康复临床诊断：病例解析 /（美）苏巴
德拉·诺里 (Subhadra Nori)，（美）米歇尔·斯特恩
(Michelle Stern)，（美）李世元 (Se Won Lee) 主编；
漆伟主译. — 天津：天津科技翻译出版有限公司，
2023.6
　书名原文：Clinical Diagnosis in Physical
Medicine & Rehabilitation: Case by Case
　ISBN　978-7-5433-4333-7

Ⅰ.①物… Ⅱ.①苏… ②米… ③李… ④漆… Ⅲ.
①物理医学 ②康复医学 Ⅳ.① R454 ② R49

中国国家版本馆 CIP 数据核字 (2023) 第 042625 号

注　意

本译本由 Elsevier (Singapore) Pte Ltd. 和天津科技翻译出版有限公司完成。相关从业及研究人员必须凭借其自身经验和知识对文中描述的信息数据、方法策略、搭配组合、实验操作进行评估和使用。由于医学科学发展迅速，临床诊断和给药剂量尤其需要经过独立验证。在法律允许的最大范围内，爱思唯尔、译文的原文作者、原文编辑及原文内容提供者均不对译文或因产品责任、疏忽或其他操作造成的人身及（或）财产伤害及（或）损失承担责任，亦不对由于使用文中提到的方法、产品、说明或思想而导致的人身及（或）财产伤害及（或）损失承担责任。

授权单位：Elsevier Inc.
出　　版：天津科技翻译出版有限公司
出 版 人：刘子媛
地　　址：天津市南开区白堤路 244 号
邮政编码：300192
电　　话：022-87894896
传　　真：022-87893237
网　　址：www.tsttpc.com
印　　刷：天津新华印务有限公司
发　　行：全国新华书店
版本记录：890mm×1240mm　32 开本　6.25 印张　240 千字
　　　　　2023 年 6 月第 1 版　　2023 年 6 月第 1 次印刷
定　　价：68.00 元

（如发现印装问题，可与出版社调换）

译者名单

主　译　漆　伟

译　者　（按姓氏汉语拼音排序）

邓　煜　郭明钧　马善治　彭正刚

漆　伟　漆国栋　苏松川　唐　勇

涂洪波　吴春宝　赵　军

编者名单

Dr. Eric Aguila, MD
Physiatrist
Department of Rehabilitation
VA Southern Nevada Healthcare System
Las Vegas, Nevada

Dr. Mohammed Emam, MD
Assistant Professor
Department of Orthopaedics and
    Rehabilitation Medicine
Associate Program Director
Division of Sports Medicine
SUNY Downstate Medical Center
Brooklyn, New York

Dr. Jasmine H. Harris, MD
Resident Physician
Department of Rehabilitation Medicine and
    Human Performance
Icahn School of Medicine, Mount Sinai
New York, New York

Dr. Maryam Hosseini, MD
PM&R Resident Physician
Department of Physical Medicine and
    Rehabilitation
Montefiore Medical Center
Albert Einstein College of Medicine
The Bronx, New York

Dr. Se Won Lee, MD
Residency Program Director
Department of Physical Medicine and
    Rehabilitation
Mountain View Medical Center
Las Vegas, NV

Dr. Patrick Mahaney, MD, MS, FAAPMR
Associate Medical Director
Mountain Valley Regional Rehabilitation
    Hospital
Prescott Valley, Arizona

Dr. Vivek Nagar, MD, M.B.A.
Department of Rehabilitation Medicine
Montefiore Medical Center
Albert Einstein School of Medicine
The Bronx, New York

Dr. Reina Nakamura, DO
Assistant Professor
Department of Physical Medicine and
    Rehabilitation
University of Michigan
Ann Arbor, Michigan

Dr. Subhadra Nori, MD
Regional Medical Director
Department of Rehabilitation Medicine
Attending Physiatrist
Elmhurst and Queens Hospital Centers
Clinical Associate Professor
Icahn School of Medicine, Mount Sinai
New York, NY

Dr. Kishan A. Sitapara, MD
Resident Physician
Department of Physical Medicine and
    Rehabilitation
Montefiore Medical Center
Albert Einstein School of Medicine
The Bronx, New York

Dr. Michelle Stern, MD
Chairman of the Department of
    Rehabilitation Medicine
Health & Hospital Jacobi and North Central
    Bronx
Clinical Associate Professor
Albert Einstein College of Medicine
New York, NY

Dr. Iris Tian, DO
Resident Physician
Department of Rehabilitation Medicine and
    Human Performance
Icahn School of Medicine, Mount Sinai
New York, New York

Dr. Lynn D. Weiss, MD
Chairman
Department of Physical Medicine and
    Rehabilitation
NYU Winthrop Hospital
Mineola, New York

中文版序言

　　康复医学与临床医学联系极为密切，临床的内、外、妇、儿和预防保健各科，均有康复医学介入。只有靠多学科参与，并在患者和家属的配合下，才能真正满足每例患者对功能康复的具体需求。康复医学与临床紧密结合，"临床康复"（Clinical Rehabilitation）正在成为现代康复医学发展的主流。

　　著名康复医学家，美国纽约大学教授Rusk认为："康复治疗是临床治疗的后续，如不进行康复治疗，就意味着临床治疗工作并没有结束"。

　　中共中央、国务院发布了《"健康中国2030"规划纲要》，把人民健康放在优先发展的战略地位，把健康融入所有政策，全方位、全周期保障人民健康，为把我国建成富强、民主、文明、和谐、美丽的社会主义现代化强国打下坚实健康根基。

　　本书为常见的骨骼肌肉疾病康复提供全面的、跨学科临床诊断和鉴别诊断指导，对我国骨科康复医师而言，它应是一本颇为实用的参考书。

沈海

中华中医药学会运动医学分会副主任委员

2023年2月于成都

中文版前言

目前，康复医学已成为热点，从事康复治疗的人员日益增加。在以康复手段治疗各部位以疼痛为特点的骨骼肌肉疾病时，对疾病的准确诊断和鉴别诊断尤为重要，其知识点涉及骨科、神经内科、神经外科和内科等方面。这需要骨科康复医师清楚地了解必要的疾病信息，通过快速和准确的思维过程提出准确的临床诊断，同时还要减少治疗的风险。目前在肌肉骨骼疾病的诊断和鉴别诊断方面缺乏全面、专门的参考书籍。我们组织本院脊柱、关节、肩肘、足踝、疼痛、康复等专业中青年学者，按照本书涉及的不同部位进行分工，在翻译过程中力求更专业、更真实地表达编者阐述的观点，为广大读者提供更多的新知识，以达到修正过去、改进未来的目的，将新知识更好地运用到每天的临床工作中。

感谢吴春宝、涂洪波、桂大金、衣龙云医师（脊柱）；杨世鹏、王尧医师（肩肘）；赵智、陈宇、盛东、舒从科、白明生、梁海松、杨涛、向发松医师（关节）；苏松川医师（足踝）、彭正刚医师（上肢末端肿胀）；李云、张玲、邢运医师（纤维肌痛）；唐勇医师（腕部）；漆国栋医师（前言和索引部分）对本书的翻译工作。感谢赵军、郭明钧、唐勇、邓煜、马善治医师在稿件收集、整理、校对等方面所做的大量工作。感谢潘传波先生、张秋平女士对翻译工作的大力支持。

本书专业性较强，贴近我们临床实践，颇有参考价值，值得一读。感谢天津科技翻译出版有限公司的邀请。由于译者能力和条件有限，谬误之处在所难免，欢迎读者批评指正。

漆伟

2023 年 3 月 21 日

前　言

　　物理与康复医学可涉及诸多领域，其中就包含肌肉骨骼医学。肌肉骨骼医学的实践涉及艺术与科学，是医师随着时间的推移而发展起来的一种技能。为了掌握这项技能，医师在开始学习医学课程时就打下坚实的基础是至关重要的。

　　纵使科学不断发展，信息更新迅速，本书仍试图提供全面的知识，通过对日常物理治疗实践中最常见的情形进行概述，从而为医学生及执业医师提供指导。

致　谢

首先，感谢我的丈夫 D. Nori 博士，他是我 40 年的生活伴侣，指导我职业生涯和生活的每一步。感谢 Teresita Pascua 对我学业的指导。感谢所有的编者。还要感谢 Elsevier 的编辑人员 Dominque McPherson 女士。感谢我所有的患者，我从他们身上学到了很多。最后，感谢 Shuvendu Sen 博士的著作 *Principles of Clinical Diagnosis Case by Case*，它是这本书的灵感来源。

Subhadra Nori

感谢我的妻子 Hyunjoo 和女儿 Jane，感谢她们对我的支持。感谢我的导师 Dennis DJ Kim 博士和 Mooyeon Oh-Park 博士，感谢他们的对我的教育和培养。感谢不断激励我的住院医生和同事。最后，感谢 Nori 博士和每一位帮助这本书出版的人。

Se Won Lee

目 录

第 1 章

颈痛

Subhadra Nori

病例资料

患者，女，57岁，因"颈部疼痛伴左上肢麻木5个月余"到物理医学与康复诊所就诊。患者主诉：4~5个月前无明显诱因出现颈部持续性疼痛，伴左上肢麻木，活动颈部时易诱发，且疼痛逐渐加重，甚至影响睡眠。患者主诉发病至今未在正规医疗机构行系统诊疗，偶自服泰诺，可以暂时性缓解疼痛。

既往史：高血压病史10年，规律口服氯沙坦（25 mg/d）。

个人史：职业为教师，家住有电梯的公寓四楼，现已绝经。育有两个孩子，一个18岁，一个16岁。

手术史：无。

过敏史：自诉对灰尘过敏。

药物：氯沙坦（25 mg，一天一次）、泰诺（偶尔服用）。

生命体征：血压140/70 mmHg；呼吸频率14次/分；心率75次/分；体温36.1℃；身高165.1 cm；体重58.9 kg；体重指数（BMI）22 kg/m²。

体格检查

发育良好、营养良好，中度焦虑。

头、耳、眼、鼻和喉咙无异常：眼外运动充分，无上睑下垂。

一般情况：颈部左侧疼痛，为轻度至中度焦虑。

四肢：无水肿，无皮疹，无手术瘢痕，无肌束颤动。

肌肉骨骼检查：颈部活动无明显受限。

运动检查

右上肢所有肌肉肌力5级，左上肢中三角肌、肱二头肌和肱桡肌肌力3级，其余肌肉肌力5级。

三角肌和肱二头肌轻微萎缩。

左侧肱二头肌、肱桡肌深腱反射弱阳性，右侧阳性。

感官检查：双上肢皮肤完整无损。左上肢前臂外侧触感轻微迟钝，右上肢正常。步态在正常范围内，无偏差。

语音正常。

实验室检查：白细胞计数7.0×10^9 /L、血红蛋白120 g/L。

综合讨论

亚急性颈痛与急性颈痛的治疗方法不同，最初的重点应该是区分神经系统疾病与肌肉骨骼疾病。体格检查的重点是三角肌和肱二头肌的肌肉萎缩，以及C5/C6神经根受损所导致的支配区域肌肉无力及反射减弱。

鉴别诊断

1.椎间盘源性疼痛

急性椎间盘突出可导致颈椎椎间关节神经根受压。临床症状取决于压迫程度。C4/C5处的椎间盘髓核脱出或突出会压迫C5神经根，导致手臂疼痛、刺痛和根部灼烧感，可辐射到指尖。C5神经支配三角肌，因此，在C4/C5发生椎间盘髓核脱出或突出的患者会有C5神经根受累的神经症状。肱二头肌、肱桡肌和喙肱肌将受到影响（图1.1）。

2.压缩骨折

通常有创伤史。检查发现脊柱疼痛和压痛，屈曲加重。压缩性骨折可由创伤性或非创伤性原因引起。

3.过度劳累和扭伤

机动车事故后的弥漫性颈部疼痛，通常被称为"挥鞭伤"。患者表现为颈部弥漫性压痛阳性，通常无神经系统症状存在。

4.骨关节炎、脊椎病

常见于既往有广泛性骨关节炎的老年患者，通常活动时疼痛加重。关节弯曲可能比伸展引起更大的疼痛。神经症状表现为神经根支配处损伤。

5.结缔组织疾病

多伴有多关节痛、发热、体重减轻、乏力等全身症状。体格检查发现棘突压痛和其他关节压痛。

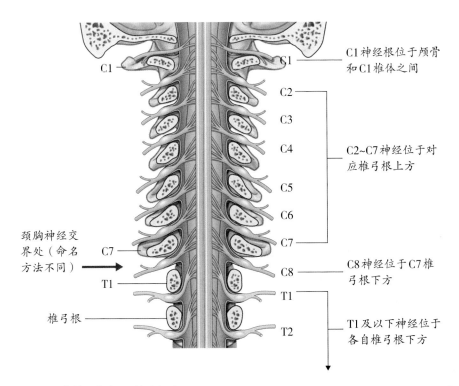

图1.1　脊神经命名，后视图。(From R.L. Drake, W. Vogl, A.W.M. Mitchell. Gray's Anatomy for Students, 4e. Elsevier, Philadelphia, 2020, Fig. 1.25.)

6.炎症性椎关节病变

表现为颈痛伴间歇性疼痛、晨僵（活动时加重）。

7.恶性肿瘤

持续疼痛，仰卧位加重。可能伴有全身症状，如体重减轻。

8.椎间盘炎

持续疼痛，常无发热，血细胞计数正常，但C反应蛋白（CRP）和红细胞沉降率（ESR）经常升高。

9.脊髓型颈椎病

70岁左右的人群，90%都有脊髓损伤，脊髓型颈椎病是55岁以上人群中最常见的脊髓损伤形式。患者表现为上肢运动神经元损伤的症状和体征。

10.颈脊髓神经根病

由脊椎病对颈脊髓和神经根的反复压迫损伤而引起[1]。脊柱骨刺、骨赘、韧带增厚和急性屈伸损伤均可导致颈脊髓受压。

体征和症状表现为下肢无力和步态异常。皮质脊髓束和脊髓小脑束功能障碍可引起痉挛性和上运动神经元改变，还可出现其他体征和症状，例如，上颈椎疼痛、手指刺痛、麻木，以及感觉功能异常。根据压迫程度偶尔伴随肠道和膀胱的功能障碍。

脊髓神经根病：脊髓和神经根病同时受损，临床表现复杂[3]。典型的表现为神经根性症状，即手臂疼痛无力合并下肢脊髓损伤症状（步态障碍、位置觉和振动觉丧失、痉挛）。有时，症状和体征会重叠。

11.癌症骨转移引起的疼痛

许多癌症可转移到颈椎。主要包括小细胞肺癌和肺腺癌、甲状腺癌、乳腺癌和前列腺癌。硬膜外压迫都可能引起疼痛，并引起脊髓压迫症状。

牵涉痛：肺癌——小细胞癌和腺癌可转移至颈椎并引起硬膜或硬膜外转移，乳腺癌可转移至颈椎。

12.运动神经元病

运动神经元病用于描述影响前角细胞的一大类偶发获得性和家族性遗

传疾病。包括脊髓性肌萎缩、肌萎缩侧索硬化、原发性侧索硬化、进行性肌萎缩和进行性延髓麻痹。到目前为止，脊髓性肌萎缩是最常见的，发病率为（5~7）/100 000，发病高峰年龄为50~60岁。本病可表现为上运动神经元和下运动神经元受累的症状和体征，临床表现为上肢无力、球肌无力（即言语和吞咽障碍）、全身性无力。体格检查结果包括上肢肌肉无力、反射亢进、肌束颤动、Babinski和Hoffman病理反射。也可出现舌肌萎缩、束颤。

13.颈部紧张综合征

患有这种综合征的患者通常会抱怨下颈部和上背部疼痛不适。如果涉及枕下肌和斜方肌，可能会误诊为头痛。上臂、肘部和前臂也可感觉到牵涉痛。身体功能通常受影响，熟练的触诊技术有助于确定触发点的区域，用生物力学方法矫正不良姿势是预防的主要手段。

病例讨论

患者的现病史表明颈痛症状是慢性的。C5/C6神经支配的上肢区域存在疼痛伴麻木，三角肌、肱二头肌、肱桡肌和肱三头肌无力、反射减弱，表明神经系统受累。因此，应该关注那些可能导致C5~C7神经根受压的情况，如椎间盘源性疾病、脊椎病、脊椎关节病、占位性病变和转移灶所致压缩性骨折。

由于ESR和CRP正常，可能不存在椎间盘炎，同样炎症性关节病和结缔组织疾病也不太可能发生，因为症状是局部的，未累及多关节。

客观的数据

全血细胞计数：在正常范围内。

凝血指标：在正常范围内。

完整代谢指标：在正常范围内。

完整的胸部X线片：无浸润，无其他病变。

脊柱的X线片：退行性椎间盘，C4/C5和C5/C6椎间隙狭窄伴C6/

C7 水平椎管变窄，未见骨折或脱位，未见硬化或溶解性病变。

颈脊椎MRI：C5~C7脊神经根受压，未见脊髓受压迹象。

肌电图：急性神经根病累及C5/C6，运动神经元单位保留。

上述实验室和影像资料有助于进一步缩小鉴别诊断的范围。由于ESR和代谢指标正常，可排除感染和椎间盘炎。影像学检查未发现任何溶解性或母细胞病变，因此，可以排除肿瘤转移性疾病。影像学检查也有助于排除创伤性颈椎受累，如急性骨折和脱位。同样，也可以排除脊髓受压，因为MRI上看不到信号改变。临床上怀疑为脊髓病的可能性较低，因为患者无任何上运动神经元体征或症状，如肌张力增强、Hoffman征阳性、共济失调、膀胱和肠功能减退或反射亢进。

值得注意的是，脊椎X线片及MRI在多个层面都反映了椎间盘退行性疾病的征象。C5神经根部受压导致三角肌无力。C6神经根受压导致肱二头肌、肱桡肌无力，且肱二头肌反射减弱。肌电图神经传导数据与C5/C6神经根型颈椎病一致。

病理和生物力学综述

脊髓病、神经根病和脊髓神经根病涉及结构异常并导致运动问题。退行性改变和脱水导致椎间盘高度下降，导致脊髓所在的中央管和神经根所在的外侧隐窝的空间缩小。椎间盘、韧带和包膜的结构变化导致黏弹性变化和运动异常[4]。根据Wilson描述，在严重的退行性疾病中，屈伸运动会导致各种神经异常[5]。

由于在伸展时韧带卷曲，椎管空间缩小而引起椎管侵犯；椎间盘可能向后突出，进一步缩小椎管空间。上述两种情况下都会出现脊柱活动度降低、神经根受压症状和疼痛症状。

颈脊髓病的另外一个特点是由脊髓多节段狭窄和占位导致的上运动神

经元表现。这种占位主要是来自椎管狭窄，通常由：①继发于椎间关节退行性变的骨赘；②结缔组织硬化，如黄韧带；③椎间盘退行性变伴骨质改变；④其他结缔组织退行性变[6]引起。

脊髓空洞症、蛛网膜囊肿、肿瘤或硬膜外脂肪瘤等结构性疾病尽管不常见但也可能与之相关[7]。

本例患者的神经根型颈椎病是由于神经根受压导致神经根变形、神经内水肿和局灶性神经缺血，引起局部炎性反应，椎间盘内的化学介质刺激炎性细胞因子、P物质、缓激肽、肿瘤坏死因子和前列腺素的产生[8,9]。背根神经节周围的细胞膜变得更通透，局部有炎性反应，进一步加重神经根病[10]。神经根型颈椎病出现的神经根压迫症状，其最常见原因是椎间盘突出，椎间盘物质从其正常间隙挤出，并从后外侧或孔内压迫神经根[9]。

脊柱的退行性变，即骨赘、小关节肥大和韧带肥大[8,11]，可缩减椎间盘高度，这会导致"硬椎间盘"膨出及压缩发生。

与缺血、创伤、放射治疗（简称"放疗"）、瘤变和脊柱感染等先天性疾病相比，椎间盘突出和钩突骨赘是神经根症状发生的最常见原因[11]。

神经根型颈椎病可发生在慢性颈椎病，以及由于脊髓和颈脊髓根的重复压迫，也可因屈伸损伤而急性发作[1,12]。

椎骨骨刺和后纵韧带卷曲可导致慢性压迫性改变，并导致脱髓鞘、血管损伤和神经根炎症[13]。

神经根病的临床症状和体征

神经系统症状包括疼痛、运动无力、感觉障碍和反射改变[9,14]（表1.1）。根据受损神经根的不同，并发症状可出现在颈部、肩部、上臂和前臂。疼痛程度不同，从隐痛到严重的烧灼感不等。疼痛可能不局限于单一神经根[15]。

根据受累神经根不同，出现以下几种无力模式：①当C4神经根受累时，出现肩胛骨无力；②当C5神经根受累时，可出现肩外展或前臂屈曲无

表 1.1　颈痛时需评估的神经根水平、周围神经和上肢肌肉

神经根水平	神经	肌肉
C5/C6	腋神经	三角肌
C5/C6	肌皮神经	肱二头肌
C5/C6	肩胛上神经	冈上肌、冈下肌
C7	桡神经 正中神经	肱三头肌 旋前圆肌
C8/T1	正中神经 尺神经	拇外展肌 第1骨间背侧肌

From M.J. DePalma, J.J. Gasper, C.W. Slipman, Common neck problems, In: D. Cifu, Braddom's Physical Medicine and Rehabilitation, 5e, Elsevier, St Louis, 2016, p697.

力；③当C6神经根受累时，出现腕关节伸直旋后无力；④当C7神经根受累时，出现肱三头肌、腕关节腕屈旋前无力；⑤当C8~T1神经根受累时，出现手指屈曲无力[16]。

如果神经根病发展到晚期，可以看到肌肉萎缩和束颤[13]。

C7神经根病可导致37%的患者出现肱三头肌无力，28%的患者出现肱二头肌无力[17]。

感觉的变化

C4神经根受损导致肩部和上臂感觉障碍，C5神经根分布于外侧臂和拇指。

C6神经根受损导致前臂外侧和示指的感觉变化，C7神经根受损导致前臂外侧背侧和第3指的感觉变化。C8神经根分布于前臂内侧、手部，以及第4、5指[18]。

深肌腱反射

深肌腱反射是肌肉伸展反射和非自主反应，可为神经功能损害提供客观评价[7]。在70%的病例中，深肌腱反射的丧失是最可靠的临床表现，并可由此推导受损的神经根[19]。在下运动神经元病变中，这些反射减弱或完

全丧失。在上神经元病变中，由于缺乏中枢神经系统的抑制，深肌腱反射反而会加重。

肌电图检查

肌电图可用于鉴别神经根型颈椎病与其他周围神经损伤疾病，如周围神经病、局灶性神经卡压（如腕管综合征、尺神经病变）和脊髓型颈椎病。如果颈神经根受累导致神经损伤，如前所述，在由该特定神经根支配的肌肉中可以看到去神经电位（颤动电位和正尖波）。

此外，肌电图可以进一步评估预后。如果神经损伤很严重，那么所支配肌肉中的运动单元会严重减少，这表明预后很差。相对应的，随着神经根恢复和神经再生开始，所支配肌肉中的运动单元会增多，表明预后良好。

影像学研究

X线片在确定狭窄和退行性关节疾病方面非常有用。根据Brown等人的研究，前后直径≤13 mm被认为是发生脊髓病的危险因素[20]。

MRI是评估颈椎的最佳影像学方法，对脊髓病具有高度敏感性（79%~95%）和特异性（82%~88%）。椎间盘髓核突出和脊椎病相关的结构变化在MRI上得到了很好的呈现[21]。

然而，神经根受压程度和功能评估不在MRI的范围内。软性椎间盘和硬性椎间盘很难区分，MRI对神经根压迫的特异性诊断仍值得商榷[9]。在一项研究中，年龄＜40岁的受试者中，有10%患有椎间盘突出。在年龄＞40岁的受试者中，20%有椎间孔狭窄，80%有椎间盘突出[22]。因此，MRI应与病史和临床检查结合使用。CT较少用于评估颈椎退行性变，因其评估软组织的能力有限。CT在评估骨折方面效果好（图1.2）[23]。

讨论

鉴别诊断应考虑两个不同的因素。必须排除感染性疾病，如椎间盘炎、

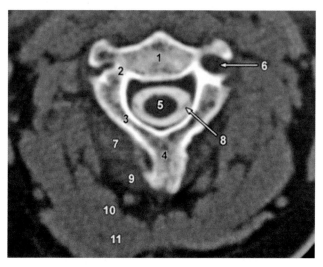

图1.2　疼痛性脊柱疾病的影像学研究。（From L. Czervionke, F. Douglas. Cervical Spine Anatomy. Imaging Painful Spine Disorders, Saunders, Philadelphia, 2011, Fig. 1.3.）

骨髓炎、硬膜外脓肿。发热、寒战、癌症史等警示特征都应该考虑。

　　其他疾病如脊髓性肌萎缩、多发性硬化症和肿瘤应该被排除。为此，应进行适当的诊断检查以缩小诊断范围。

　　本病预后取决于神经根的压迫程度，虽然现有的研究有限，但多数研究者认为，非手术治疗对于大多数患者是有效的。在一项对26例有记录的椎间盘髓核突出患者进行为期1年的队列研究中，92%的患者接受了非手术治疗[24]。因此，提倡多模式治疗，包括物理治疗、药物治疗等，必要时再进行手术治疗。

急性期

物理疗法

　　在炎症阶段，短期软式颈圈固定颈椎可能是有益的。在某些情况下，颈椎牵引可能会减轻症状，但最好在急性疼痛消退后使用[25]。

颈椎牵引会拉开椎间孔，从而减轻神经根的压力。通常10~12磅（1磅≈0.45kg）的牵引力倾斜24°，施加20分钟，目前还没有足够的证据证明颈椎牵引对慢性患者有效。当急性疼痛消退时，牵引效果更优，但必须注意的是在颈脊髓病中禁止使用[26]。

药物治疗

有多种治疗药物可供选择。非甾体抗炎药已被证明可以有效地缓解疼痛，并被认为是一线药物。阿片类药物可能对神经性疼痛有效[27]。

在某些情况下，麻醉性镇痛药、肌肉松弛药、抗抑郁药和抗惊厥药也是有益的。曲马朵也被证明可能对神经性疼痛综合征有益[27]，短期低剂量口服类固醇被广泛用于治疗急性根性疼痛，但尚无高质量的证据能够证明其确切有效性。鉴于该药潜在的严重并发症，应避免长期使用。

亚急性阶段

6~8周后，亚急性期开始。

物理治疗和手法治疗

应制订可调控的、渐进的物理治疗计划来恢复颈椎活动度，全面调理颈部肌肉。在前6周，进行温和的颈部伸展运动，辅以热、电刺激和超声波等方式。疼痛一旦得到缓解，就逐步强化计划。有少数的证据表明，手法治疗可在短期内缓解颈部疼痛和颈源性头痛[28]。

类固醇注射

目前，经椎板、椎间孔硬膜外阻滞和神经根阻滞已广泛应用。这些方法的优点是可以直接向神经注射类固醇。一项研究表明，对于病程14天和6个月的疼痛皆有显著缓解[29]，并发症的发生率为1.66%[30]。

慢性期

转诊手术

如果患者在6周后对非手术治疗没有反应，运动无力持续超过6周，出现进行性神经功能缺损，或者患者出现脊髓型颈椎病的体征或者症状，则有必要转诊给外科医生进行干预[31]。如果患者虚弱或脊髓病进展迅速，应立即安排转诊手术。

总结

患者主要表现为慢性颈部疼痛，且会随着时间的推移而恶化，伴有神经系统症状（无力、麻木和疼痛）及明显的肌肉无力、感觉和反射改变的临床体征。完善肌电图和MRI检查后，诊断为C5/C6和C6/C7神经根型颈椎病。予以非甾体抗炎药、肌肉松弛药及短期类固醇治疗，配合6周疗程的物理治疗，包括颈椎牵引、拉伸和加强。经治疗后，患者预后尚可，在3个月后的一次随访中，患者仍然保持无疼痛状态，并且肌肉肌力提高了一个等级。如今，患者偶尔使用泰诺，并继续坚持家用锻炼计划。

要点

- 对颈痛患者应仔细评估，因为病因可能多样、复杂。
- 应该仔细注意患者病史、体格检查及辅助检查的所有因素。
- 治疗方案应根据患者的具体情况而定。

（漆伟 译　漆国栋 校）

参考文献

1. J.P. Lewis, R. Rue, R. Byrne, et al., Cervical syrinx as a cause of shoulder pain in 2 athletes, Am. J. Sports Med. 36(1)(2008) 169–172.
2. I. Thongtrangan, H. Le, J. Park, D.H. Kim, Cauda equina syndrome in patients with low lumbar fractures, Neurosurg. Focus 16(6)(2004) e6.
3. H. Baba, Y. Maezawa, K. Uchida, et al., Cervical myeloradiculopathy with entrapment neu-

ropathy: a study based on the double crush, Spinal Cord 36(6)(1998) 399–404.

4. H. Pope, M. Szpalski, R. Gunzburg(Eds.), Cervical Spine Biomechanics. The Degenerative Cervical Spine, Lippincott Williams & Wilkins, Philadelphia, 2001.

5. D.W. Wilson, R.T. Pezzuti, J.N. Place, Magnetic resonance imaging in the preoperative evaluation of cervical radiculopathy, Neurosurgery 28(2)(1991) 175–179.

6. T.M. Wong, H.B. Leung, W.C. Wong, Correlation between magnetic resonance imaging and radiographic measurement of cervical spine in cervical myelopathy patients, J. Orthop. Surg. (Hong Kong) 12(2)(2004) 239–242.

7. D.H. Durrant, J.M. True, Myelopathy, Radiculopathy, and Peripheral Entrapment Syndromes, CRC, London, 2002.

8. T.J. Albert, S.E. Murrell, Surgical management of cervical radiculopathy, J. Am. Acad. Orthop. Surg. 7(6)(1999) 368–376.

9. J.M. Rhee, T. Yoon, K.D. Riew, Cervical radiculopathy, J. Am. Acad. Orthop. Surg. 15(8) (2007) 485–494.

10. S. Rao, M.G. Fehlings, The optimal radiologic method of assessing spinal cord compromise and cord compression in patients with cervical spinal cord injury: part 1: an evidence based analysis of the published literature, Spine 24(6)(1999) 598–604.

11. E. Truumees, H.N. Herkowitz, Cervical spondylitic myelopathy and radiculopathy, Instr. Course Lect. 49(2000) 339–360.

12. S. Ito, M.M. Panjabi, P.C. Ivancic, et al., Spinal canal narrowing during simulated whiplash, Spine 29(12)(2004) 1330–1339.

13. E. Frank, Approaches to myeloradiculopathy, West. J. Med. 158(1)(1993) 71–72.

14. D.W. Polston, Cervical radiculopathy, Neurol. Clin. 25(2)(2007) 373–385.

15. M.R. Ellenberg, J.C. Honet, W.J. Treanor, Cervical radiculopathy, Arch. Phys. Med. Rehabil. 75(3)(1994) 342–352.

16. Tsao BE, Levin KH, Bodner RA. Comparison of surgical and electrodiagnostic findings in single root lumbosacral radiculopathies. Muscle Nerve. 27(1) 60–64.

17. C.M. Henderson, R.H. Hennessy, H.M. Shuez, et al., Posterior-lateral foraminotomy as an exclusive operative technique for cervical radiculopathy: a review of 846 consecutively operated cases, Neurosurgery 13(5)(1983) 504–512.

18. A. Chien, E. Eliav, M. Sterling, Whiplash(grade II) and cervical radiculopathy share a similar sensory presentation: an investigation using quantitative sensory testing, Clin. J. Pain 24(7)(2008) 595–603.

19. G.L. Marshall, J.W. Little, Deep tendon reflexes: a study of quantitative methods, J. Spinal Cord Med. 25(2)(2002) 94–99.

20. S. Brown, R. Guthmann, K. Hitchcock, et al., Clinical inquiries: which treatments are effective for cervical radiculopathy? J. Fam. Pract. 58(2)(2009) 97–99.

21. J.T. Wilmink, Cervical imaging: dynamic aspects and clinical significance, In: M. Szpalski, R. Gunzburg(Eds.), The Degenerative Cervical Spine, Lippincott Williams & Wilkins, Philadelphia, 2001.

22. S.D. Boden, P.R. McCowin, D.O. Davis, et al., Abnormal magnetic-resonance scans of the

cervical spine in asymptomatic subjects: a prospective investigation, J. Bone Joint Surg. Am. 72(8)(1990) 1178–1184.

23. J.Y. Maigne, L. Deligne, Computed tomographic follow-up study of 21 cases of non-operatively treated cervical intervertebral soft disc herniation, Spine 19(2)(1994) 189–191.

24. J.S. Saal, J.A. Saal, E.F. Yurth, Non-operative management of herniated cervical intervertebral disc with radiculopathy, Spine 21(16)(1996) 1877–1883.

25. R.L. Swezey, A.M. Swezey, L. Warner, Efficacy of home cervical traction therapy, Am. J. Phys. Med. Rehabil. 78(1)(1999) 30–32.

26. M.J. Levine, T.J. Acbert, M.D. Smith, Cervical radiculopathy: diagnosis and non-operative management, J. Am. Acad. Orthop. Surg.(4)(1996) 305–316.

27. R.A. Deyo, Drug therapy for back pain which drugs help which patients, Spine 21(24)(1996) 2840–2849.

28. D.G. Malone, N.G. Baldwin, F.J. Tomecek, et al., Complications of cervical spine manipulation therapy, a 5 year retrospective study in a single group practice, Neurosurg. Focus 13(6)(2002) ecp1.

29. J.N. Valle, A. Feydy, R.Y. Cartier, et al., Chronic cervical radiculopathy; lateral approach, peri radicular corticosteroid injection, Radiology 218(3)(2001) 886–892.

30. D.J. Ma, L.A. Gilula, K.D. Riew, Complications of fluoroscopy guided extra-foraminal cervical nerve root blocks an analysis of 1036 injections, J. Bone Joint Surg. Am. 87(5)(2005) 1025–1030.

31. T.J. Albert, S.E. Murell, Surgical management of cervical radiculopathy, J. Am. Acad. Orthop. Surg. 7(6)(1999) 368–376.

32. J. Eubanks, Cervical radiculopathy: non-operative management of neck pain and radicular symptoms, J. Am. Fam. Phys. 81(1)(2010) 33–40.

腰痛

Vivek Nagar, Michelle Stern

病例资料

  患者，男，48岁，肥胖，因新发的腰痛至物理医学与康复诊所就诊。患者主诉腰痛多年，伴大腿后侧间歇性放射痛，站立时加重，与晨僵有关。3周前，患者在家搬家具时突发腰痛，伴左下肢放射痛。腰部为痉挛性疼痛，咳嗽时加重，左下肢放射痛具有灼烧感和触电感，久坐时加重。口服泰诺可暂时缓解疼痛。

  既往史：高血压病史10年，规律服用氯沙坦25 mg/d。

  个人史：律师，6个月前失业。同妻子和两个孩子住在电梯房四楼，行走不需要辅助装置，生活可自理。吸烟史20年，1包/天；否认饮酒史，否认毒品注射史。

  过敏史：无药物、环境过敏史。

  药物：氯沙坦25 mg/d；泰诺，需要时服用。

  生命体征：血压140/70 mmHg（1mmHg ≈ 0.133kPa）；呼吸频率16次/分；心率80次/分；体温36.1℃；身高167 cm；体重100 kg；BMI 35.9 kg/m^2。

体格检查

  一般情况：头、眼、耳、鼻、喉（五官）及眼外肌运动正常，眼睑无下垂。左足底麻木，否认无力，否认大小便失禁，无体重减轻、盗汗及发热。

  查体：警觉，有方向感，左侧腰部中度疼痛。

肌肉骨骼和神经系统查体

患者侧屈、后伸受限，躯干屈曲明显受限，中下段椎旁肌触诊呈弥漫性僵硬性疼痛。

运动系统：双下肢肌力5级，双侧膝腱反射（++），双侧跟腱反射（++），巴氏征（-），双侧阵挛（-）。

感觉系统：左大腿外侧、小腿外侧及足背浅感觉减退，右下肢浅感觉正常。直腿抬高试验，左侧（+），右侧（-），步态正常。

综合讨论

对腰痛来源进行分类，下腰痛（LBP）通常包括：轴性疼痛、神经根性疼痛和牵涉性疼痛[1]。腰骶部轴性疼痛包括腰区L1~L5节段、骶区及S1至骶尾区[1]。腰部轴性疼痛与退行性椎间盘疾病相关，与神经系统无关。神经根性疼痛包括与神经根或背根神经节一致的皮节，通过下肢的放射性疼痛，呈节段性损伤，常继发于机械压迫。牵涉性疼痛与皮节分布无关，与同一中胚层起源相关。尽管这些术语试图简化腰痛的病因，但腰痛很大程度上是一种多因素的疾病，包括仍难以定义、诊断和治疗的生理因素和社会心理因素[1]。

确定腰痛稳定的或不稳定的潜在病因至关重要（表2.1）。"警示特征"被用来标记这些病因，包括癌症、感染、创伤和神经损伤。这些疾病的症状包括发热、盗汗、寒战、大小便失禁、鞍区感觉消失（会阴部、腹股沟、大腿内侧感觉减退）、胸痛、共济失调，以及既往癌症或严重外伤史。出现阳性症状应立即进行紧急评估，行影像学检查，请外科、肿瘤等方面的专家会诊。

与其他评估一样，详细询问病史和全面的体格检查是诊断腰骶神经根病的基本要求。关于病史，对疼痛的完整描述是必要的，包括发病、疼痛的部位、持续时间、性质、缓解和加重因素、放射、频率和程度。有关的

表2.1　警示特征

创伤

–严重创伤

–老年或骨质疏松患者的轻微创伤

感染/肿瘤

–家族有恶性肿瘤病史

–新发背痛，年龄＞20岁或年龄＞50岁

–全身症状

–近期感染

–免疫低下

–静脉注射毒品

–夜间疼痛加重

神经系统损伤

–严重的或恶化的感觉或运动缺陷

–大小便功能障碍

–鞍区感觉消失

感觉异常，例如，麻木、刺痛和无力，通常也能被描述出来。最重要的是将这些症状与神经根性腰痛的特定皮肤支配区和（或）支配肌肉联系起来，需要特别关注（图2.1）。关于体格检查，需要进行全面的神经系统检查，包括对肌力和上肢运动情况进行评估（图2.2）。此外，如前所述，某些特殊的体征有助于确定腰痛的特定病因，如关节突负荷试验（轴性背痛，关节突关节病）、直腿抬高试验和Slump试验（神经根性背痛，L4~S1神经根病）、反向直腿抬高试验、跟臀（Ely）试验（神经根性背痛、L4神经根病变）（表2.2）。

鉴别诊断

1.肌筋膜痛

最常见于腰部，可沿着臀部和大腿后侧放射到双下肢，这种疼痛与皮

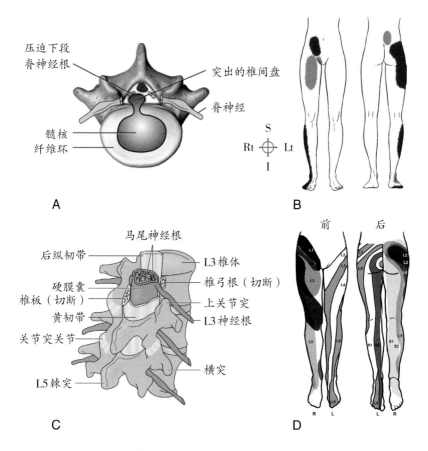

图2.1　腰部神经根病。［With permission from: (A)B. Liebgott, The Anatomical Basis of Dentisty, 4e, Mosby, Elsevier, 2017; (B)C.C.Goodman, J.Heick, R.T.Lazaro, Differential Diagnosis for Physical Therapists: Screening for Referral, 6e, Saunders, Elsevier, 2017;(C)W.R. Frontera, T.D. Rizzo, J.K. Silver, Essentials of Physical Medicine and Rehabilitation, 4e, Elsevier, 2018; (D) W.S.Bartynski, K.A. Petropoulou, The MR featuers and clinical correlates in low back pain related syndromes. Magn. Res. Imaging Clin. N. Am. 15(2007)137-154.］

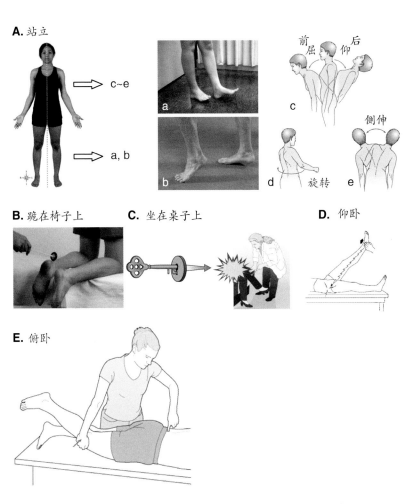

A. 站立

c~e

a, b

前屈　后仰

c

侧伸

d　旋转　e

B. 跪在椅子上　　**C.** 坐在桌子上　　**D.** 仰卧

E. 俯卧

图 2.2　腰部神经根病。〔With permission from: (A) K. Patton, G. Thibodeau, Structure & Function of the Body, 16e, Elsevier, St Louis, 2020, Fig. 1-3; T. Cueco, Essential Guide to the Cervical Spine: Volume One: Clinical Assessment and Therapeutic Approaches, Elsevier, Philadelphia, 2016, Fig. 8-63; R.C. Evans, Illustrated Orthopedic Physical Assessment, 3e, Mosby, Philadelphia, 2009, Fig. 8-77; M.H. Swartz, Textbook of Physical Diagnosis: History and Examination, 8e, Elsevier, Philadelphia, 2021, Fig. 20-22; (B) N.J. Talley, S. O'Connor. Clinical Examination Volume One: A SysGuide to Physical Diagnosis, 8e, 2018, Fig. 28-11; (C) A. Guerra, K. Davis, Mosby's Pharmacy Technician: Principles and Practice, 5e, Churchill Livingstone, Australia, 2019, Fig. 17-5; (D) V.J. Devlin, Spine Secrets, 3e, Elsevier, Philadelphia, 2021, Fig. 1-3; (E) L. Chaitow, J. DeLany, Clinical Application of Neuromuscular Techniques: Volume 2: The Lower Body, 2e, Churchill Livingstone, London, 2012, Fig. 10-39.〕

表2.2　腰神经根病的诊断

症状	神经根			
	L3	L4	L5	S1
放射痛	腹股沟和大腿内侧	大腿前部或膝关节，或大腿中上部	臀部，下肢前部或外侧，足背	大腿后部，小腿，足底
步态偏差	有时需要止痛	一侧下肢站立于凳子或椅子有困难	用足后跟行走困难，严重者，可出现足掌触地甚至跨阈步态，摇摆步态	用足尖行走困难或不能踮起足尖20次
肌力减弱	屈髋关节	伸膝关节髋部屈曲和内收	踝关节背伸，足外翻和内翻，足趾背伸，髋外展	足跖屈
感觉减退	大腿前内侧	大腿外侧或前侧，大腿中段和膝关节	大腿后外侧，小腿前外侧和足背中部	大腿和小腿后侧，足底和足外侧
反射减弱	膝腱反射（变量）	膝腱反射	内侧下肢后群肌反射（变量）	跟腱反射

With permission from M.J. Ellenberg, M. Ellenberg, Lumbar Radiculopathy, In: W.R. Frontera, J.K. Silver, T.D. Rizzo (eds), Essentials of Physical Medicine and Rehabilitation, 4e, Elsevier, 2019, pp257–263.

节分布不一致，注意与神经根性腰痛相鉴别[2]。

2.脊柱退行性疾病

椎间盘源性疼痛：屈曲、坐位、扭腰和腹部压力增加（咳嗽、打喷嚏）可加重腰痛[3]。

小关节病变：最常见的是与伸展和侧向弯曲有关。典型的小关节病变与小关节载荷试验阳性；然而有研究表明，仅诊断小关节病变介导的疼痛是不可靠的[4]。

3.腰骶神经根病

通常与下肢痛相关，通常下肢痛大于腰痛，因此，患者的下肢痛大于腰痛[5]。这种疼痛通常沿皮节分布放射，与病理性神经根相关。

4.腰椎管狭窄症

可表现为腰痛、间歇性跛行（小腿、臀部或大腿不适、疼痛、麻木或无力，在腰椎伸展时加剧，在腰椎屈曲时缓解），沿皮节分布和非皮节分布的感觉障碍、运动无力和病理反射[6]。

5.腰椎椎板切除术后综合征

通常描述为"腰椎手术失败综合征"，国际疼痛研究协会将其定义为"不明原因的腰椎疼痛，在手术干预后，疼痛仍持续存在，或者在手术干预后，在相同的手术部位出现疼痛"。综合病史应包括术前危险因素（社会心理因素、吸烟、肥胖）、术中危险因素（手术节段操作不当、手术节段选择错误）和术后危险因素[8]。

6.其他原因

（1）马尾综合征：症状与脊髓圆锥和马尾神经功能紊乱有关，最常见的病因是腰椎间盘突出压迫[9]。症状包括鞍区感觉减退、性功能障碍、大便失禁、膀胱功能障碍和下肢无力，但不限于此。影像学检查选择MRI，在无禁忌证的情况下，建议急诊手术减压。

（2）肿瘤：骨转移引起继发性腰痛的最危险因素是癌症史[10]，与骨转移相关的癌症包括乳腺癌、肺癌、肾癌和前列腺癌[11]。

（3）感染：与下腰痛相关的感染史包括近期发热、不适、脊髓注射、硬膜外导管放置、静脉用药和免疫抑制。

（4）其他：与非脊柱相关的腰痛还可以由许多其他因素引起，包括纤维肌痛、梨状肌综合征、髋关节骨关节炎和主动脉瘤。

病例讨论

患者表现为慢性下腰痛的急性发作。在评估该例患者时，不同疼痛症状的描述是很重要的。一方面，描述了下腰痛的潜在发作，这表明是慢性的。考虑到长期腰部酸痛的描述，无沿皮节分布放射，有肥胖和吸烟的危险因素，体格检查发现脊柱旁压痛和肌肉强直，该患者可能是属于轴向性背痛。因此，应该与脊柱退行性相关疾病相鉴别，例如，椎间盘源性疾病、关节突关节炎和脊椎炎。

另一方面，患者描述了在一次诱发因素后腰部疼痛突然发作，这表明是急性的。根据其疼痛史、L5神经根支配区域的皮肤麻木和直腿抬高试验阳性，可诊断为腰骶神经根病。因此，应该与导致L5神经根受压的占位性病变相鉴别，L5受压从中央椎管到椎间孔，包括椎间盘突出、脊柱退行性变、椎间孔狭窄和骨折。

辅助检查

在缺乏"警示特征"、外伤、脊柱手术史和经保守治疗后仍存在的顽固性背痛的情况下，大多数腰痛患者不需要诊断性检查，初期治疗应倾向于保守治疗[13]。

目前，还没有一种影像学技术具有明显的优势。X线检查是一种简单、经济的评估方法，用于大体上观察与退行性脊柱疾病相关的骨异常（如椎间隙狭窄、骨赘形成、椎间孔狭窄、小关节病变）、脱位（脊柱滑脱）、创伤（椎体骨折，峡部骨折）。X线检查通常用于慢性、持续性腰痛和外伤引起的急性腰痛，包括骨折和腰椎不稳。屈、伸动力侧位片可用来评估椎体滑脱[5]。

对于顽固性神经根疼痛综合征患者（经保守治疗后，神经根性腰痛持续4~6周者），MRI被认为是影像学诊断的金标准，因其对软组织（椎间盘、肿瘤、肌肉和神经）评估的敏感性较高。值得注意的是，根据病史和体格检查所获得的疑似病例，运用MRI具有较高的预测准确性。在无症状的患者中，腰骶部MRI检查在40岁的患者中更可能出现"异常"，而椎间盘突出在无症状的年轻人中也并不罕见[5]。

对于不能忍受MRI的患者，CT仍然是一种选择。尽管不推荐常规CT检查用于急性、亚急性、慢性非特异性或神经根性腰痛，但被推荐用于那些考虑使用硬膜外类固醇注射的顽固性神经根性疼痛患者。如果这些患者正在考虑手术椎间盘切除术或有脊柱手术史，建议行CT脊髓造影。

骨扫描可用于评估骨髓炎、隐匿性骨折和炎症性关节病。SPECT成像也被用于评估关节炎，特别是骶髂关节（SI）；但目前不推荐SPECT成像用于评估腰痛[5]。尽管当椎间盘造影与MRI或CT配合使用时，可以提供解剖学信息，决定是否对严重的神经根病行椎间盘切除术，但由于椎间盘造影缺乏标准化，预测价值低，目前一般不推荐用于评估急性、亚急性和慢性背痛和神经根痛[14]。

电生理诊断研究（EDX），主要是肌电图（EMG），可用于评估神经根性疼痛综合征，有助于确定是否存在神经损伤、慢性症状及原有损伤的加重[15]。然而，值得注意的是，EDX仅检测运动轴突缺失或传导阻滞，不能检测感觉神经根的异常。因此，对于没有神经根性疼痛症状的腰痛患者，不推荐使用EDX。此外，EMG对神经根病是一种特异性高、敏感性低的检查，是一种很好的验证检查，而不是筛查试验。因此，将EDX研究作为临床决策的补充，这是很重要的，并且EDX结果可被理解为疑似病理学患病率的范围[16]。

患者表现为神经根性腰痛综合征。虽然还未接受任何保守治疗，但患者确实有外伤史。因此，用X线成像并不是不合理。

由于患者在检查中没有表现出全身症状、神经损伤或警示特征，因此，不需要进行诊断检查。虽然目前MRI还不需要，但它可以提供关于进一步治疗选择的重要信息，如介入治疗。

客观数据

　　腰骶椎X线片：L3~S1轻度椎间隙狭窄，屈伸动力侧位片未见椎体明显不稳，轻度广泛脊柱退行性变，无压缩性骨折，腰椎可见轻中度小关节病变，椎弓根和椎体高度正常，双侧骶髂关节对称。

　　MRI：腰椎两侧不对称，腰椎退行性变和黄韧带广泛的增厚，导致L3~S1轻中度椎管狭窄和轻度双侧椎间孔狭窄。最明显的是左侧

L4/L5椎间盘后外侧突出。

实验室检查：全血计数（CBC）、红细胞沉降率（ESR）和C反应蛋白（CRP）正常。

全面回顾该患者：患者表现为急性L5神经根性背痛，慢性轴向性背痛。轴向性背痛，影像学显示多种可能的病因，包括椎间盘退行性变、小关节病变和脊柱退行性变。鉴于患者有过伸性疼痛和晨僵的病史，因而其背痛可能与小关节病变有关。关于神经根疼痛，影像学显示有两种可能的病因，包括椎间盘突出和椎间孔狭窄。虽然这两个过程都可能引起神经根性背痛，但影像学表现提示其病因可能是椎间盘突出。广泛的椎间孔狭窄可能是持续性脊柱退行性变的结果，而不是神经根病的主要病因。

病理和生物力学综述

大多数的腰痛是由肌筋膜下腰痛引起的，通常是由背部扭伤或腰痛引起的。肌筋膜疼痛可能是由于原发性创伤或继发性持续体位不稳，导致其对肌肉或韧带施加压力。肌筋膜疼痛可能与触发点有关，触发点被定义为继发于慢性收缩的紧绷肌束[2]。

最被广泛认可的脊柱退行性疾病理论为一三期模型[17]：

1期： 功能障碍期，反复的轻微创伤导致椎间盘分裂和撕裂，从而使得椎间盘突出、水分丢失、椎间盘高度下降。

2期： 不稳定期，特征为进行性椎间盘撕裂和椎间盘高度下降，导致关节突关节受到额外的机械应力。

3期： 稳定期，特征为进一步的椎间盘高度狭窄，骨质疏松和骨赘形成。

椎间盘退行性变是由持续的压力导致整个腰骶椎骨赘形成，称为脊柱病。与退行性病变相关的脊柱区域包括小关节和骶髂关节。小关节退行性变，也称为小关节病变，也可表现为脊柱旁肌僵硬和无力。脊椎病导致骨赘的产生，骨赘可以成为轴向背痛的主要疼痛源，也可以成为神经受压引起的根性背痛的继发性疼痛源。腰骶神经根病或椎管狭窄是指脊髓和神经根在以下三个解剖位置之一受压的情况：①中央椎管；②椎间孔；③侧隐窝。中央椎管和椎间孔狭窄的病因包括椎间盘突出、黄韧带增厚、关节突肥大、后纵韧带骨化和椎体半脱位（椎体滑脱）[18]。腰椎神经根病最常由椎间盘病变和脊柱退行性疾病引起，大多是自限性的，时间为1~2周（50%的病例）或6~12周（90%的病例）[13]。腰椎神经根病和腰椎管狭窄在机械性压迫方面有相似的病理机制。关于腰椎管狭窄的另一种理论是血管压迫，局部血管结构的压迫导致脊髓因动脉供血不足和静脉瘀滞而短暂局部缺血。

治疗方案

　　腰痛的治疗取决于其病因、神经根的症状、体格检查或者影像学的表现[19]。根据共识，保守治疗被认为是首选治疗。保守治疗包括多种模式，包括物理和康复治疗、药物治疗、心理治疗、补充和替代治疗[1]。

　　已经证实物理疗法对急性腰痛比慢性腰痛有更好的作用。伸展运动是减轻疼痛最好的运动方式，而支持运动是增加功能最好的运动[1]。支持运动的目的在于锻炼脊柱的多裂肌、腹横肌和深层肌肉，以增强腰椎的稳定性。腰椎稳定疗法通常用于椎间盘突出症的治疗，以改善周围关节组织的本体感觉[20]。对急性腰痛而言，早期物理疗法相比晚期物理疗法，会降低医疗服务的利用率，改善疼痛结局[21]。

　　McKenzie疗法是一种被广泛用于治疗腰痛的物理疗法，其前提是将患者偏好的习惯动作与减轻疼痛的处方运动相结合。McKenzie疗法是一种以伸展为基础的疗法，并且是一种基于高度个性化的处方。然而，使用McKenzie疗法治疗慢性腰痛的疗效不明显[22]。

　　多学科治疗（物理和心理治疗相结合）、针灸、按摩和脊柱推拿对慢性、非神经根性腰痛的疼痛和功能有小到中等的效果。尽管在实践中也有许多其他的治疗方法，如超声、电神经刺激、腰椎支撑等，但由于缺乏随机对照试验，因此，没有足够的数据来证实使用这种方法对腰痛有好处。

一般腰背部物理治疗方案见表2.3。

药物治疗是急慢性腰痛治疗的基础。对乙酰氨基酚和非甾体抗炎药（NSAID）是常用的处方药物，可在短期内有效缓解疼痛。由于对乙酰氨基酚更安全，一般为治疗首选。在选择非甾体抗炎药时，考虑到其对肾脏、心血管和胃肠道的副作用，建议在最短时间内使用最低有效剂量。肌肉松弛药已显示出短期镇痛效果；然而有限的证据明确显示两者的疗效差异。需要考虑的副作用包括中枢神经系统抑郁和跌倒风险。曲马朵和阿片类药物只被认为是对上述治疗无效的腰痛的最后治疗方法。尽管强效阿片类药物已显示出显著的镇痛作用，但其潜在的依赖性和耐受性，导致其不能长期使用[14]。

对于采取保守治疗的顽固性腰痛患者，介入治疗可为其保留。有许多针对背痛病因的介入治疗方法，应适当结合保守治疗（表2.4）。

肌筋膜痛：痛点封闭。

减轻小关节痛：小关节突关节注射，内侧支神经阻滞、内侧支神经消融[4]。

盘源腰背部性腰痛：双极射频椎间盘修复术，椎间盘内电热凝术[23]。

表2.3　一般腰背部物理治疗方案

物理治疗	治疗方案
局部节段稳定性	骨盆倾斜练习（最常见的是强调骨盆后倾以减少腰椎的机械应力），核心稳定练习（加强腹壁）
闭链稳定练习	集中加强负重肌的重力依赖伸展（臀大肌/臀中肌/腹壁），配合下蹲，平衡板
开放链稳定性练习	必要时辅助伸展和加强特定肌肉，以辅助适当的封闭链稳定性练习（髋关节屈肌伸展，如髂腰肌和股四头肌，下肢筋伸展，或加强臀大肌）

表2.4　鉴别诊断、体格检查、理疗计划、干预方法

	疼痛描述	体格检查	理疗计划	干预方法
肌筋膜	活动范围的末端疼痛加重,可能向大腿后部放射	触诊有弥漫性疼痛,痛点(±)	按摩,初级伸展,接着是加强伸展	痛点封闭
小关节	背伸时疼痛加重,与僵硬有关	面负荷(+),伴有侧弯疼痛	威廉姆斯屈曲疗法	内侧支神经阻滞和消融,关节突关节注射
椎间盘	屈曲时疼痛加重,无放射痛,Valsalva疼痛	前屈时疼痛	McKenzie伸展疗法	双腔成形术,椎间盘内电热疗法
椎间盘突出	疼痛放射至下肢皮节分布区,Valsalva疼痛	直腿抬高试验(+),坍落度测试(+)	后外侧突出:扩展疗法,极外侧突出:屈曲疗法	经椎间孔硬膜外类固醇注射,椎间盘摘除
腰椎滑脱	运动时疼痛加重,休息时疼痛减轻	前屈或背伸疼痛	腰椎稳定治疗	支撑,必要时手术
骶髂关节	下背部/臀部疼痛,坐位加重,对大腿后部间歇性放射	FABER(+),SI分散	腰部常规治疗	骶髂关节类固醇注射
腰椎管狭窄	疼痛伴间歇性放射,放射至大腿后部或沿皮节分布、神经性跛行(±)	背伸疼痛,直腿抬高试验或坍落度试验(±)	腰部常规治疗	硬膜外类固醇注射,减压(微创对传统)

FABER,屈曲(F)、外展(AB)、外旋(ER);SI,骶髂间。

椎管狭窄（中央椎管或椎间孔）：经椎间孔硬膜外注射类固醇，椎间注射类固醇[24]。

椎间盘突出：椎间盘微创切除术，椎间盘开放式切除术[25]。

腰椎滑脱：减压（椎板切除术）和融合术[26]。

总结

患者表现为慢性腰痛急性发作，并伴有沿皮节分布的放射痛。考虑有外伤史，该患者行腰椎X线和MRI检查，显示脊柱退行性变，多节段椎间孔狭窄，左侧L4/L5后外侧椎间盘突出。结合患者的病史、体格和影像学检查结果，诊断为急性L5神经根病并伴有腰椎退行性变。患者接受了关于运动调整的建议，进行理疗。该患者接受了为期6周的物理治疗，包括一般的腰背部训练和McKenzie疗法伸展训练。患者的背痛已得到控制，可以去上班。建议在家里继续按照指导进行锻炼。

要点

- 腰痛患者必须仔细评估，评估时注意"警示特征"。
- 影像学可以帮助指导治疗，但不应取代临床判断做出诊断。
- 如果运动治疗被改变，以适应症状或诊断的特定部位，保守措施是非常有效的。

（吴春宝 桂大金 译　漆伟 校）

参考文献

1. I. Urits, A. Burshtein, M. Sharma, et al., Low back pain, a comprehensive review: pathophysiology, diagnosis, and treatment, Curr. Pain Headache Rep. 23 (2019) 23.

2. A. Tantanatip, K.V. Chang, Pain, myofascial syndrome. [Updated 2019 Jun 18], In: StatPearls [Internet], StatPearls Publishing, Treasure Island (FL), 2019 January. Available from: https://www.ncbi.nlm.nih.gov/books/NBK499882/.

3. T.M. Annaswamy, C. Taylor, Lumbar disc disorders. [Updated 2017 Aug 18], In: PM&R Knowledge Now [Internet], American Academy of Physical Medicine and Rehabilitation, Rosemont (IL), 2020 November.

4. C.E. Alexander, M. Varacallo, Lumbosacral facet syndrome. [Updated 2019 Mar 23], In: StatPearls [Internet], StatPearls Publishing, Treasure Island (FL), 2019 January. Available from: https://www.ncbi. nlm.nih.gov/books/NBK441906/.

5. K. Hegmann, R. Travis, R.M. Belcourt, et al., Diagnostic tests for low back disorders, J. Occup. Environm. Med. 61 (4) (2019) 155–161.

6. A. Raja, S. Hoang, O. Viswanath, et al., Spinal stenosis. [Updated 2020 Apr 28], In: Stat-Pearls [Internet], StatPearls Publishing, Treasure Island (FL), 2020 January. Available from: https://www.ncbi.nlm.nih.gov/books/NBK441989/.

7. Z. Baber, M.A. Erdek, Failed back surgery syndrome: current perspectives, J. Pain Res. 9 (2016) 979–987.

8. V.J. Orhurhu, R. Chu, J. Gill, Failed back surgery syndrome. [Updated 2019 Mar 26], In: StatPearls [Internet], StatPearls Publishing, Treasure Island (FL), 2019 January. Available from: https://www.ncbi.nlm.nih.gov/books/NBK539777/.

9. A. Quaile, Cauda equina syndrome-the questions, Int. Orthopaed. 43 (2019) 957–961.

10. R. Chou, Low back pain, American College of Physicians, Ann. Intern. Med. 160 (2014) ITC6–1.

11. R.A. Deyo, J. Rainville, D.L. Kent, What can the history and physical examination tell us about low back pain? J. Am. Med. Assoc. 268 (1992) 760.

12. R.A. Deyo, J.N. Weinstein, Low back pain, N. Engl. J. Med. 344 (2001) 363–370.

13. C.E. Alexander, M. Varacallo, Lumbosacral radiculopathy. [Updated 2019 mar 23], In: StatPearls [Internet], StatPearls Publishing, Treasure Island (FL), 2019 January. Available from: https://www.ncbi.nlm.nih.gov/books/NBK430837/.

14. K. Fujii, M. Yamazaki, J.D. Kang, et al., Discogenic back pain: literature review of definition, diagnosis, and treatment, JBMR Plus 3 (5) (2019) e10180.

15. P.B. Kang, D.C. Preston, E.M. Raynor, Involvement of superficial peroneal sensory nerve in common peroneal neuropathy, Muscle Nerve 31 (2005) 725–729.

16. K. Barrette, J. Levin, D. Miles, D.J. Kennedy, The value of electrodiagnostic studies in predicting treatment outcomes for patients with spine pathologies, Phys. Med. Rehabil. Clin. North Am. 29 (4) (2018) 681–687.

17. W.H. Kirkaldy-Willis, The pathology and pathogenesis of low back pain, In: Managing Low Back Pain, Churchill Livingstone, New York, NY, 1988, 49.

18. A. Raja, A. Hanna, S. Hoang, et al., Spinal stenosis. [Updated 2019 Jul 13], In: StatPearls [Internet], StatPearls Publishing, Treasure Island (FL), 2019 January. Available from: https://www.ncbi.nlm.nih.gov/books/NBK441989/.

19. H.C. Wenger, A.S. Cifu, Treatment of low back pain, J. Am. Med. Assoc. 318 (2017) 743–744.

20. D.-K. Jeong, Effect of lumbar stabilization exercise on disc herniation index, sacral angle, and functional improvement in patients with lumbar disc herniation, J. Phys. Ther. Sci. 29 (2017) 2121–2125.

21. E. Arnold, J. La Barrie, L. DaSilva, et al., The effect of timing of physical therapy for acute low back pain on health services utilization: a systematic review, Arch. Phys. Med. Reha-

bil. 100 (2019) 1324–1338.

22. A. Dunsford, S. Kumar, S. Clarke, Integrating evidence into practice: use of McKenzie-based treatment for mechanical low back pain, J. Multidiscip. Healthc. 4 (2011) 393–402.

23. S. Helm Ii, T.T. Simopoulos, M. Stojanovic, S. Abdi, M.A. El Terany, Effectiveness of thermal annular procedures in treating discogenic low back pain, Pain Physician 20 (2017) 447–470.

24. K. Patel, S. Upadhyayula, Epidural steroid injections. [Updated 2019 May 2], In: StatPearls [Internet], StatPearls Publishing, Treasure Island (FL), 2019 January. Available from: https://www.ncbi.nlm.nih.gov/books/NBK470189/.

25. M.R. Rasouli, V. Rahimi-Movaghar, F. Shokraneh, M. Moradi-Lakeh, R. Chou, Minimally invasive discectomy versus microdiscectomy/open discectomy for symptomatic lumbar disc herniation, Cochrane Database Syst. Rev. 9 (2014) CD010328.

26. T.L. Schulte, F. Ringel, M. Quante, et al., Surgery for adult spondylolisthesis: a systematic review of the evidence, Eur. Spine J. 25 (2016) 2539–2567.

第3章

肩关节疼痛

Se Won Lee, Eric Aguila

病例资料

患者，女，50岁，右利手，在物理医学与康复诊所就诊，有左肩疼痛的病史，疼痛的性质为刺痛。在肩部运动时疼痛加剧，特别是在患肢超过头顶活动时疼痛加剧。患者主诉多年来出现间歇性轻度肩部疼痛，但目前的左肩疼痛症状持续了4~5个月。偶服对乙酰氨基酚和布洛芬，可暂时缓解症状。疼痛偶尔会影响睡眠。之前未因为此症状去就诊，也未做过任何检查。

既往史：高血压6年，非胰岛素依赖型糖尿病4年，高胆固醇血症。

个人史：律师，与家人住在一栋两层楼的房子里。有一个16岁的女儿。

手术史：无。

过敏史：无已知的药物过敏。

药物：赖诺普利40 mg，每天1次；二甲双胍500 mg，每天2次；洛伐他汀40 mg，晚上服用。

生命体征：血压130/70 mmHg；呼吸频率14次/分；心率75次/分；体温36.1℃；身高172 cm；体重72.6 kg；BMI 24.3 kg/m^2。

体格检查

脑神经：眼外运动（EOM）饱满，无上睑下垂，面部对称，舌中线。耸肩对称。

一般情况：意识正常、定向能力正常，因右肩疼痛而处于轻度痛苦中。

四肢：无水肿，无皮疹或红斑，无血管舒缩不稳，无手术瘢痕，无明显萎缩。

神经肌肉骨骼检查

颈部关节活动度（ROM）：正常。

左肩ROM：外展60°，屈曲70°，外旋30°。

外展时肩胛骨运动过度。

右肩关节活动度：正常。

运动检查：左上肢（LUE）所有组5/5。右上肢（RUE）2/5肩外展、前屈时伴疼痛。

其他肌肉均为5/5。

深腱反射（DTR）：肱二头肌、肱三头肌和肱桡肌反射正常。

感觉检查：双上肢感觉正常。步态在正常范围内，无偏差。

语气正常。

实验室检查：白细胞计数6.8×10^9/L；血红蛋白120 g/L。

基线糖化血红蛋白（HgA1C）7.1。

综合讨论

评估该患者时，应关注区分局部肩部病变与颈椎病变中的牵涉痛/放射痛，两者同时存在是可能且常见的。在该患者的病史中，重点是识别明显的颈椎症状和局灶性神经病变，包括上肢运动和感觉缺陷。发病情况、疼痛的确切位置和缓解因素对于鉴别诊断很重要（表3.1）。例如，颈椎病可以通过颈椎运动（或运动）重复出现而不是肩部运动。急性和突然发作可能说明创伤或血管因素是潜在的病因。疼痛的快速发展可能表明炎症或感染过程是潜在的病因。

上肢的感觉或运动缺陷可能与神经病变（颈神经根、臂丛神经、单神经病变）有关，而神经病变也是肩部疼痛的原因（表3.2）。神经源性肌无力应与肌肉骨骼疼痛或ROM受损引起的无力相区别。

体格检查应根据病史进行鉴别诊断，包括颈部和肩部病变的肌肉骨骼

表 3.1　局部肌肉骨骼疾病产生疼痛的部位

疼痛部位	常见肌肉骨骼疾病
前外侧	肩峰下撞击综合征 　－肩峰下/三角肌下滑囊炎：肩部持续疼痛和夜间疼痛 　－肩袖（冈上肌/冈下肌）肌腱病变/撕裂：随运动而变化的疼痛
上方	肩锁关节扭伤、退行性关节病、锁骨远端溶解、骨髓炎 上唇盂从前到后撕裂（SLAP）：通常无症状
前内侧	肱二头肌腱病和肱二头肌腱半脱位和撕裂 　－压痛（在肱二头肌沟）的位置随肱旋转而改变 　－喙突下撞击综合征伴/不伴滑囊炎、肩胛下肌腱病变和撕裂 　－喙突下方/外侧疼痛/压痛
内侧	胸锁关节退行性关节病、扭伤、半脱位、脱位或感染 　－交叉臂内收或外展末端可再现疼痛
后侧	肩峰下撞击综合征 内部撞击综合征 肩袖（冈下肌或小圆肌）肌腱病变/撕裂，钙化性肌腱病变 菱形肌筋膜疼痛综合征，斜方肌具有特定的疼痛模式 肩胛胸滑囊炎：肩胛内缩、肩外展/外旋加重 颈椎小关节病变：颈椎病，外伤（颈部扭伤），颈椎伸展/旋转时 疼痛加重（非特异性）
无局限部位	粘连性囊炎（常为弥漫性、局限性差）、盂肱关节炎（骨关节炎、 炎性关节病）、骨坏死、盂唇撕裂和骨折

From S.W. Lee. Musculoskeletal Injuries and Conditions: Assessment and Management, Demos Medical, New York, 2017.

检查和神经系统检查，以区分神经病变和肌肉骨骼病变。

鉴别诊断

1. 肩峰下撞击综合征

　　其过程涉及肩峰（喙肩弓）和肱骨头/颈（尤其是大结节）之间的肩峰下区域的结构撞击。肩峰下三角肌下囊和冈上/冈下肌肌腱通常受到撞击，导致滑囊炎和肌腱病变，随后可能出现肌腱撕裂（图3.1）。

表3.2　典型神经病理性疼痛特征[26]

病理	特征
C5/C6神经根性病	C5/C6神经根分布区域颈部明显疼痛 ± 感觉和运动缺陷
臂肌萎缩（Parsonage-Turner综合征）	通常表现为最初剧烈疼痛（数值评分 ≥ 7/10），疼痛逐渐改善，随后出现肌肉萎缩和无力
肩胛上神经病（肩胛上切迹或棘突窝）	后侧深痛伴肌萎缩（冈上肌，冈下肌）
腋窝神经病变（在四边形间隙）	肩后深度疼痛伴萎缩（三角肌和小圆肌）[27]

Data from［26,27］.

疼痛位于肩关节前外侧，肩峰下方，一直到三角肌粗隆，通常由于缩小肩峰下间隙的姿势或活动而加重，例如，需要患肢外展和肱骨内旋举过头顶的活动（在喙肩弓下接合大结节）。虽然这是一种描述性诊断来解释其发病机制，但它经常与肩袖损伤或肩峰下滑囊炎互换使用。

2. 其他肩关节撞击综合征

虽然肩峰下撞击综合征是最常见的，但也有其他肩关节撞击综合征，包括肩关节内在撞击综合征、胸下撞击综合征等。这些情况比肩峰下撞击综合征少见，但说明了不同的发病机制有不同的表现。肩胛下撞击综合征是肱骨小结节和喙突之间肩胛下肌腱或肩胛下/三角肌下囊的撞击。疼痛位于肩关节前方（而不是肩峰下撞击的前外侧）其诱导的手法/活动与内收加上肱骨的屈曲和内旋略有不同，内撞击导致肩关节后方疼痛，所以不太为人所知。然而，在特定人群中（如投掷运动员和网球运动员），它是肩痛的一个相对常见的原因。当肩外展和外旋时，冈上肌腱和冈下肌腱的后部撞击肱骨头和肩胛盂唇之间。

3. 拉伤和扭伤

如有受伤或创伤史（如摔倒、拉伤等），可能导致肩部疼痛、肌肉/肌腱拉伤痛或韧带扭伤痛。肩袖损伤是肩部最常见的损伤之一。三角肌损伤

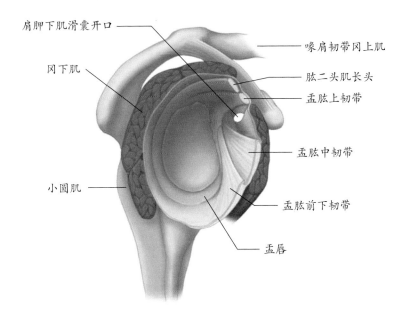

图3.1 盂肱关节的矢状视图，显示盂肱韧带、盂唇和肱二头肌肌腱。肩关节上方。（ From T.S. Mologne, Shoulder Anatomy and Biomechanics. Delee, Drez, & Miller's Orthopaedic Sports Medicine: Principles and Practice, Elsevier, Philadelphia, 2020, 399–401. ）

被低估，其损伤也可能引起与肩袖损伤相似的疼痛。三角肌下滑囊位于肩袖和三角肌之间。因此，伴随滑囊炎的肩部疼痛并不少见，肩锁关节韧带复合物损伤是创伤后疼痛的原因。根据韧带受累程度（喙锁韧带或喙肩韧带）和锁骨移位，肩锁关节损伤有专门的分型（Ⅰ～Ⅵ）。其他韧带损伤（盂肱韧带和喙肱韧带）尚未被充分认识，在没有先进成像的情况下不易发现。未经治疗的损伤可导致长期的疼痛。其他常见损伤包括肩胛盂唇，基于损伤的类型，可导致疼痛性的"咔嗒"声，偶有机械绞索。上肩胛盂盂唇是撕裂的常见部位，表现类似于肩锁关节损伤。由于退行性唇裂病理十分常见，因此，患者受伤时的影像学表现非常重要。

4.骨关节炎

肩关节骨关节炎的常见部位包括肩锁（AC）关节、盂肱（GH）关节和胸锁（SC）关节。根据关节的位置，AC关节和SC关节的前内侧/内侧疼痛可能更为严重，而GH关节骨关节炎的疼痛的部位可能更深。疼痛是逐渐加重的，无明显的诱发因素，活动时更为严重。虽然疾病的过程是渐进的，但患者可能会感到相对的疼痛。如撞击综合征，外旋比内旋时ROM受限更为突出。虽然ROM受限随骨关节炎的严重程度而变化，但不如粘连性关节囊炎严重。肩关节僵硬随着肩关节的运动而逐渐改善。

5.粘连性滑囊炎

疼痛是逐渐进展的，局部较为明显，最初是进行肩关节举过头顶的活动时出现疼痛，或在夜间，疼痛变得持续。伴随着僵硬，疼痛最终逐渐缓解。女性比男性更常见，在40~50岁时达到高峰，通常出现在非优势侧。高达20%的患粘连性滑囊炎的糖尿病患者会发生侵袭性包膜炎，在甲状腺功能不全的患者、Dupuytren挛缩患者、自身免疫性疾病患者和脑卒中幸存者中更为常见。20%~30%的患者会在未受影响的一侧出现症状。在两个平面（冠状面、矢状面或轴面）上的ROM损失大于30°是诊断的常用标准。早期外旋受限也很常见。诊断通常需要影像学检查，以排除其他类似情况，如GH骨关节炎或其他炎性关节病。

6.结缔组织病

多发性关节痛、发热、体重减轻、疲劳和其他全身症状。约1%的成年人患类风湿关节炎（RA），65%~90%的RA患者肩关节受累。随着手/腕关节的晚期疾病和类风湿因子阳性，病情加重。关节渗出液很常见，但可能很轻微，并伴有全身症状。关节外表现，如眼、肺和心脏表现这种情况并不少见。

7.风湿性多肌痛

发生在老年人群中，平均诊断年龄超过70岁，典型表现为亚急性或慢性双侧肩痛，明显晨僵（大于30分钟），当进行上肢举过头顶活动时，因肩峰下滑囊炎而加重疼痛。双侧骨盆带疼痛的发生率低于肩痛，但约50%的风湿性多肌痛患者会发生这种疼痛。这种疼痛通常会在数月到数年内自我限制。C反应蛋白（CRP）和红细胞沉降率（ESR）显著升高[1]。

8.特发性臂丛神经病（Parsonage-Turner综合征）

特发性臂丛神经病是一种罕见但尚未得到充分认识的疾病，每年发病率为（1~4）/100 000。男性发病率略高于女性，发病高峰为20~30岁。它表现为严重的肩部疼痛，在疼痛数字评分表上通常为7/10或更高，持续数天或数周。通常情况下，在疼痛改善后，通常出现肩胛骨无力和肌肉萎缩。它是肩胛骨翼状突起的常见原因，累及长胸神经和前锯肌无力[2]。

9.颈神经根病变

在C5/C6神经根病变中，颈部疼痛可放射至肩部。通常，颈部疼痛的程度类似于肩部疼痛，或更严重；但可能会出现明显的肩部疼痛，而不伴有颈部疼痛。如果疼痛是由颈椎运动，特别是由椎间孔挤压试验的操作引起的（颈椎伸展和侧屈），该操作可缩小神经孔，则怀疑颈椎神经根病的可能性更高。肩部疼痛通常很难与颈椎小关节病区分，因为所指的疼痛与放射痛重叠。感觉或运动障碍的出现有利于对颈神经根病变的诊断。

10.颈椎小关节病

基于影像学研究的颈椎小关节病在老年人中普遍存在，并随着年龄的增长而增加。通常无症状，有症状的关节病通常会导致颈中部伴有/不伴有牵涉痛。C4/C5水平是最常见的退行性变，C5/C6水平是最常见的出现斜方肌和肩部疼痛牵涉痛的部位[3,4]。颈椎伸展可加重疼痛，但不具特异性。需要通过影像引导注射诱发或缓解疼痛，以确认是小关节的疼痛[3,5]。与颈神经根病变不同，它缺乏局灶性神经病变的表现。

11.肌筋膜疼痛综合征

肌筋膜疼痛综合征是肩部疼痛的最常见原因。患者通常肩部疼痛，可能存在感觉异常，如刺痛性感觉异常。根据受累肌肉，疼痛可转移至枕骨（斜方肌）、上臂，很少转移至上肢远端。患者无外伤史，但经常抱怨压力或工作量大。如果涉及枕下肌和斜方肌，可能会出现头痛。在触诊到触发点时，患者可能会感觉到上臂、肘部和前臂的疼痛。体格检查通常是阴性的，除非触发点触诊和症状再次出现。熟练的触诊技术可能有助于确定触发点的位置，异常姿势和生物力学通常与肌筋膜疼痛综合征的发展有关，因此，诊断和治疗该病很重要。

12.骨折

患者通常有外伤性骨折史。检查显示疼痛和局部压痛，由疼痛导致ROM有限。在有危险因素的患者中，仅需轻微创伤即可导致骨折。患有骨质疏松症的老年患者可以忽略细微的非移位性骨折。肱骨近端骨折，尤其常见于跌倒后的老年人。相比之下，青少年投掷运动员可在肱骨近端骨骺处发生损伤，称为小联盟者骨骺。它可导致肩部致残性疼痛，尤其是在投掷运动中，肱骨近端外侧的压痛是常见的。

13.化脓性关节炎

肩部是化脓性关节炎的一个不常见部位，占所有化脓性关节炎的3%~5%，因此常被忽视。它更常见于类风湿关节炎、人工关节炎和具有其他危险因素（如人类免疫缺陷病毒，即HIV）的患者。疼痛可以是剧烈的、持续的，ROM受限，伴有肿胀、发热和红斑。由于最初缺乏典型的症状和体征，患者或医疗保健者通常会延迟诊断。此病可能会出现症状，如不适和低热。全血计数可能为不正常或左移，显示白细胞增多，但CRP和ESR常升高[6]。

14. Charcot神经关节病[7,8]

破坏性关节病的罕见病因，通常与脊髓空洞有关。糖尿病是Charcot神经关节病最常见的潜在原因，但更常见于下肢远端，如足部和足踝。由于此病没有疼痛的症状，患者无法识别肱骨头和肩胛盂的压迫性破坏进展，直至病变出现明显进展。有症状时表现为肩部疼痛，ROM降低，常伴有肿胀和关节畸形。

15.肿瘤和骨转移

肩部是骨和软组织肿瘤的第三个最常见部位。肩部原发性骨肿瘤更可能与骨肉瘤和恶性软骨肉瘤有关，尤因肉瘤最常见[9]。骨和软组织肿瘤引起的疼痛是持续的，而在休息时疼痛更严重，可能伴有全身表现，如体重减轻。

病例讨论

　　患者在几个月内表现为症状缓慢发展，提示为慢性疾病。急性创伤或血管疾病不太可能是潜在病因。局部感觉异常或运动缺陷，肩部运动（尤其是超过头顶的活动）疼痛加剧，局灶性神经功能缺损，提示局部肌肉骨骼病变是潜在的病因。

　　识别特定部位的疼痛是进一步定位病变的重要信息。例如，如果疼痛是通过内旋和外展使冈上肌或三角肌下囊在大结节和喙肩弓之间啮合而产生的，则应怀疑肩峰下撞击综合征。如果 ROM 受限于肩关节 ROM 的多个方向（平面）的疼痛，应怀疑关节囊或 GH 关节病变，如粘连性关节囊炎或 GH 关节炎。疼痛的特征也是有用的信息。持续性疼痛（即使是静息或夜间疼痛）可能提示炎症病因（滑囊炎和关节囊炎）[10]，而不是机械性的疼痛（撞击引起的肌腱炎、唇部病变）。对侧肩部和其他关节缺乏症状，则可考虑免疫系统性疾病，如炎性关节病（RA、风湿性多肌痛等）。无警示特征表明感染性的潜在病因或肿瘤是疼痛的潜在原因；但如果怀疑有感染性或炎症过程，可进行实验检测（如 ESR 和 CRP）。

　　潜在的糖尿病和非优势侧多平面 ROM 降低有助于诊断粘连性关节囊炎；但也应排除其他诊断，如 GH 关节病或感染性关节病。其他骨或关节病变，如缺血性坏死或骨关节炎肿瘤复发的可能性较小，影像学研究有助于排除这些情况。

客观数据

全血计数：在正常范围内。

完整代谢组：在正常范围内。

ESR 和 CRP：在正常范围内。

> X线片：左肩AC关节退行性变，大结节不规则，肩峰呈钩状，未发现骨折、脱位或溶骨性病变。
>
> 超声检查：左肩AC关节退行性变，包膜肿胀。冈上肌腱厚度增加，低回声，完整的冈下肌腱和肩胛下肌腱。肩峰下囊组织无明显增厚，肩峰下囊或GH关节隐窝无明显积液。双肩关节的肱二头肌长头肌腱完整，肌腱滑膜区增加（3 mm）。肩肱韧带厚度增加（4.5 mm），在肩袖间隙的横向超声扫描中可测量。

上述实验室和影像学数据有助于进一步缩小鉴别诊断范围。ESR和CRP水平正常，可以排除感染。原发性骨肿瘤和转移性病变的可能性较小，这是由于患者影像学研究没有发现任何溶解性或钙化损伤，但不完全排除早期肿瘤和小的软组织肿瘤。

由于患者没有出现任何局部神经功能缺损或颈部疼痛，临床对颈椎相关疼痛的怀疑度较低。如果对局部肩部病变的初始治疗无显著改善（反应），则额外的颈椎成像可能有帮助。

值得注意的是，X线和超声检查结果提示退行性AC关节病、肩袖肌腱病（冈上肌）和粘连性滑囊炎。在任何关节软组织复合体中，常见的影像学表现是多种肌肉骨骼病变。因此，临床评估和放射学检查结果之间的相关性越来越受到重视。考虑到关节的ROM受限和疼痛性质（持续），患者目前的临床表现更可能继发于粘连性滑囊炎，而不是继发于冈上肌腱病变或AC关节病变。以下是肩关节撞击综合征和粘连性囊炎的综合叙述。

病理和生物力学研究进展

压力导致的疼痛可以发生在任何方向的运动中，而撞击综合征的疼痛是由特定的运动（肩峰下撞击的内旋和外展、外旋和内撞击的外展等）引起的。滑囊炎的发生有时没有明确的病因（继发性和原发性/特发性），通常始于血管增生性滑囊炎，且囊膜组织正常。然后滑囊炎演变为带蒂滑囊炎，形成血管周围和滑囊下瘢痕。随着滑囊炎减轻（伴有高细胞胶原组织），粘连变得稳定。这解释了ROM持续受限时疼痛逐渐缓解的原因。

如本例所示，原发性（特发性）粘连性滑囊炎在糖尿病患者中更常见（2型患者多于1型患者）。继发性粘连性滑囊炎可发展为阵挛或固定。

虽然突出的临床特征可以用粘连性滑囊炎来解释，但考虑到典型的超声表现，不能排除潜在的肩袖病变（提示冈上肌腱病变）。

肩峰下撞击综合征是最常见的撞击综合征，表示肩峰下表面（通常延伸至喙肩峰韧带/喙肩峰弓）与大结节之间的撞击。在这种情况下，伴有患肢超过头顶活动和冈上肌腱病变的间歇性疼痛，可能提示先前存在或伴随肩峰下撞击综合征。典型的激发试验（肩外展和内旋的Hawkins-Kennedy试验和上臂前屈试验）由于该患者的ROM整体下降而受限。肩外展需要肱骨外旋，肩袖间隙增厚的喙肱韧带和GH上韧带（位于前方，检查外旋）与临床检查发现的粘连性关节囊炎患者ROM降低密切相关[11]。

特发性粘连性包膜炎是一个自限性过程，而肩峰下撞击综合征引起的冈上肌肌腱病可能是同时进行性的。因此，认识到这种情况并制订治疗方案是很重要的。

疼痛撞击的机制是多因素的，包括骨骼解剖（钩状或扁平肩峰）、GH关节不稳定、钙化性肌腱病变、大结节骨折伴畸形愈合和移动性肢端骨。任何在静态和动态运动中减少撞击空间的异常生物力学都可能引发疼痛，因此，肩部活动期间的动态评估对于发现异常生物力学非常重要。肩胛骨位置（肩胛骨延长）或运动（肩胛骨运动障碍）的异常生物力学与撞击综合征相关。肩胛骨延长肌（胸小肌、胸大肌）挛缩导致肩胛骨向前倾斜，并伴有肩峰下间隙的减少。肩胛骨牵引器和牵开器（菱形肌和中斜方肌）之间的不平衡导致肩胛骨运动障碍，从而在肩部运动期间使有效的肩峰下间隙减少，导致撞击[12,13]。

粘连性滑囊炎与肩关节撞击综合征的临床症状和体征

粘连性滑囊炎患者通常在几个月内出现隐匿性、弥漫性肩部疼痛，最初在夜间会加重。疼痛通常会影响睡眠，患者抱怨疼痛侧无法入睡。疼痛随着僵硬程度的加重而逐渐缓解，ROM显著降低。虽然疼痛并不局限于头顶活动（如撞击综合征），但头顶活动会导致疼痛加剧。这是自限性的，通常需要1~3年恢复[14]。

肩ROM受限可与C5/C6、臂丛上干和肩胛上神经的神经系统疾病引起的肌无力相混淆。在无疼痛的神经系统疾病中，被动活动度正常，而粘连性滑囊炎的被动和主动活动度明显受限。感觉缺陷刺痛在肌肉骨骼疾病中并不常见[15]。

当患者外展手臂时，会发生肩胛运动障碍或反常的肩胛运动，脱衣时可观察是否有肩关节外展缺陷。

GH关节的外旋提示喙肱韧带和上盂肱韧带增厚是特异性的（见图3.1）。外旋试验中，两侧之间的显著差异提示有喙肱韧带和上盂肱韧带增厚（图3.2）。

神经系统检查也有助于鉴别其他类似疾病，如臂丛神经病变和C5/C6神经根病变。在臂丛神经病变中，肩胛周围肌肉是臂丛神经病变中最常见的受累肌肉，但在GH关节肌（如肱二头肌和前臂肌以及骨间神经支配的前肌）之外仍存在肌肉力量弱和肌肉萎缩的情况。

C5/C6神经根病很难排除，并且经常与其他疾病并发。如果疼痛是通过颈椎范围（伸展和侧旋，无GH关节运动）出现的，局部神经功能缺损局限于C5/C6水平，则有理由怀疑该诊断，需通过影像学研究和电诊断予以确认。

超声检查

超声可用于评估肩痛的不同潜在病变，尤其适用于软组织病变，如肩袖腱病变、肩袖撕裂、肩峰下滑囊炎、胸廓下滑囊炎和一些骨病变，包括

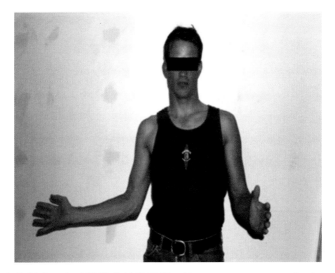

图3.2　与右肩相比，左盂肱关节外旋受限。（From P.J. McMahon, Adhesive capsulitis, In: Operative Techniques: Shoulder and Elbow Surgery, Elsevier, Philadelphia, 2019, Fig. 39.1 ）

AC关节病或GH关节病，尤其是晶体沉积病。

在粘连性滑囊炎中，超声可以确认下GH关节韧带增厚的粘连性滑囊炎的临床诊断，并且喙肱韧带厚度和比率与临床评估相关。在粘连性滑囊炎中看到的其他典型超声表现包括肱二头肌腱鞘膜积液，因为它是GH关节滑膜的延伸。关节囊腱鞘膜的空间狭窄导致该部位积液增加。

其他影像学研究

X线检查在识别GH关节骨质病变、骨折或脱位方面非常有用，尤其是在存在先前损伤或创伤的情况下。

常规X线检查包括前后位和外部和"Y"位，如果患者有创伤病史，可以多个角度摄片，如Bankart损伤的西点视图和Hill Sach损伤的前锋切迹视图。有其他视图可用于特定结构的最佳可视化。

MRI是大多数肌肉骨骼病变的最佳整体成像方式，有助于关节内病变

（如唇裂、GH韧带）或皮质内病变（如缺血性坏死或骨或软组织肿瘤）的诊断。唇部和部分肩袖肌腱撕裂的最佳评估通常需要MR关节造影[16]。此外，关节周围肌肉的信号强度通常可以提示是否为周围神经疾病（如臂丛神经病变）或肌肉疾病（强直性肌营养不良或面肩肱骨营养不良）。除非MRI被禁用或进一步评估肩胛骨或肱骨近端骨折，否则很少进行CT扫描。

除非患者有颈椎病，否则颈椎成像不必作为肩痛的初始常规检查。在解释脊柱图像时应谨慎，因为无症状的成像异常（如颈椎病、关节突关节病）也很常见。

电诊断

电诊断试验对于评估粘连性关节滑囊炎或肩关节撞击综合征不是必要的。如果存在任何明显的感觉或运动缺陷（特别是肩胛周围肌肉无力或明显萎缩），则可能表明，它对于评估臂丛神经病变、神经源性胸廓出口综合征和涉及轴索运动节段的颈神经根病非常有用。对于臂丛神经病变和仅涉及髓鞘节段或局灶性感觉节段的颈神经根病，肌电图的诊断价值有限。

讨论

首先确认病情是很重要的。如果怀疑有感染性疾病（如化脓性滑囊炎）、化脓性盂肱关节炎或骨髓炎，应立即评估并及时处理。其他情况，如盂肱关节炎（类风湿关节炎）、骨肿瘤或转移癌和骨皮质内病变（缺血性坏死），除了适当的疼痛控制和治疗外，还应与风湿病科、骨外科和肿瘤科医生进行会诊，以便进行恰当的治疗。

特发性粘连性关节滑囊炎的预后通常是良好的和自限性的。重要的是，教育患者了解病情的性质，并尽可能不受限制地使用肩部。目标是改善因疼痛导致的ROM降低。这主要可以通过非手术治疗来实现，鉴别和改善肩胛骨运动障碍和有缺陷的生物力学对于解决先前存在的肩关节撞击综合征也很重要。

初期管理

尽管疼痛受限，但仍应鼓励维持关节活动度。根据疼痛的严重程度，最初可限制物理治疗。应在服用止痛药或口服OTC药物后尝试进行温和渐进性的伸展运动（如"摆锤运动"，"手臂头顶运动"）（图3.3）。

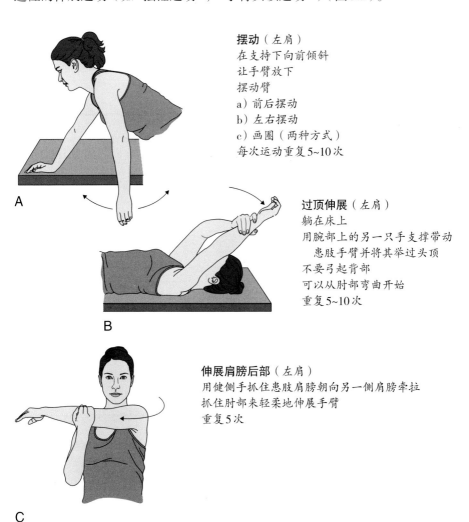

摆动（左肩）
在支持下向前倾斜
让手臂放下
摆动臂
a）前后摆动
b）左右摆动
c）画圈（两种方式）
每次运动重复5~10次

过顶伸展（左肩）
躺在床上
用腕部上的另一只手支撑带动
　患肢手臂并将其举过头顶
不要弓起背部
可以从肘部弯曲开始
重复5~10次

伸展肩膀后部（左肩）
用健侧手抓住患肢肩膀朝向另一侧肩膀牵拉
抓住肘部来轻柔地伸展手臂
重复5次

图3.3 粘连性滑囊炎的不同锻炼方式：（A）摆动训练，（B）过顶伸展，（C）伸展肩膀后部。（待续）

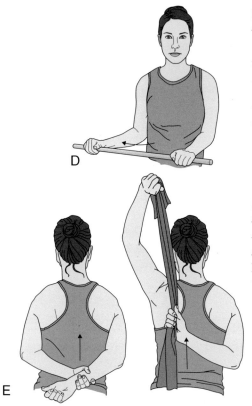

向外扭转（右肩）
保持坐姿，手握一根棍子（滚针，伞）
始终保持肘部在身体两侧
用未受影响的手臂推动，以便患肢远离中线
可以躺下做
重复5~10次

内收内旋（右肩）
把手放在身体两侧、保持站立
抓住患肢的手腕
a）轻轻地向一侧臂部上方牵拉
b）将手臂在背后向上滑动
可以进步并使用毛巾

图3.3（续）（D）向外扭转，（E）内收内旋。(From B.J. Krabak, E.T. Chen, Adhesive capsulitis, In: Essentials of Physical Medicine and Rehabilitation, Elsevier, Philadelphia, 2019, Fig. 11.4.)

  患者可以尝试使用经皮电刺激装置暂时缓解疼痛，也可以根据偏好，尝试使用加热垫或冰袋。可以尝试使用非处方（OTC）止痛贴片（利多卡因、水杨酸盐或辣椒素）缓解疼痛；但是，其疗效尚不清楚。

口服药物疗法

  非甾体抗炎药（NSAID）可用于缓解疼痛症状。逐渐减少口服类固醇的剂量可用于短暂减轻疼痛（3~6周），但对ROM无显著影响[17]。NSAID和口服类固醇药物都需要预防心血管风险和胃肠道的副作用，口服类固醇会影响血糖水平，因此，对于糖尿病患者来说，口服类固醇不是一个很好的选择。

考虑到对人体健康的整体影响，应将麻醉性镇痛药作为治疗粘连性滑囊炎的最后手段。但可能出现严重并发症，应避免长期使用NSAID和麻醉性镇痛药。

物理疗法

应考虑采用监测、分级物理治疗计划，通过手法治疗恢复ROM、肩胛骨稳定（肩胛骨束带加强和伸展），采用不同的止痛方式（如超声波深度加热），以及家庭锻炼计划教育。随着ROM的提高，物理治疗通常侧重于轻度拉伸和初始形态、等长/静态运动，然后是阻力强化运动（如使用阻力带）。应加强关节囊拉伸（尤其是后囊拉伸运动）以增加ROM[18]。研究表明，手法治疗和运动相结合在短期内不如类固醇注射有效。然而，手法治疗和运动可能改善类固醇注射后的结果和ROM[19]。

注射

糖皮质激素可在疼痛初期注射，有/无影像学引导都可以使用。基于痛点的注射具有不同的准确率，具体取决于患者的身体习惯和理疗师的经验。一般来说，对于肱桡关节注射，图像引导（透视引导或超声引导）类固醇注射比盲法注射更为有利。Ahn等人的回顾性研究表明，在超声引导下，早期使用类固醇（20mg曲安奈德和8mL 1%利多卡因）可改善保守治疗无效（至少1个月）[20]后特发性粘连性滑囊炎患者的短期（1个月）和长期（12个月）预后。肩胛上神经阻滞可缓解疼痛，因为肩胛上神经支配GH关节囊。

当早期注射无法缓解疼痛时，可以尝试使用较大剂量的注射液（最多50mL[21]或替代剂量20mL以保护关节囊[22]）进行水扩张。通过注射可实现扩张或破坏（撕裂）关节囊的机械效应。

如果禁止使用类固醇，可以考虑在患者身上注射透明质酸；然而，文献中的支持证据有限[23]。

转诊手术

如果在保守治疗时疼痛持续存在，并且在保守治疗数月后，患者的生活质量显著下降，则可以考虑转诊手术。

Levin等人报道，最初症状更严重的、发病时年龄年轻的、ROM持续下降的患者，尽管可以遵守医嘱进行4个月的治疗，但其后期更有可能接受手术治疗[24]。保守治疗失败后，可在局部或全身麻醉下进行操作。

关节镜干预包括滑囊松解、滑囊切开，可长期缓解疼痛和恢复ROM。Gallacher等人比较了关节镜下关节囊松解术与水扩张术，并报道手术组的患者预后评分（牛津肩关节评分）明显高于水扩张组，尽管两组报告的结果均有显著改善[25]。

总结

该患者表现为隐匿性、慢性肩痛发作，随着时间的推移而加重，肩关节伴有疼痛的多向活动受限，且在GH关节周围关节肌肉组织外无局灶性神经功能缺损。患者接受了X线和室内超声检查，证实临床诊断为粘连性关节滑囊炎、AC关节病和伴发的冈上肌腱炎。对患者进行健康教育，并鼓励患者尽管疼痛受限，仍保持ROM。患者服用OTC止痛药（NSAID），然而，由于持续疼痛，患者接受了超声引导下的GH关节类固醇注射，随后进行了物理治疗。在首次超声引导下的类固醇注射后，疼痛在显著缓解2个月后再次恶化，因此患者接受了水扩张术。

在3个月的随访中，患者主诉疼痛持续缓解，肩关节活动度显著改善。患者未使用NSAID或其他口服止痛药物。

要点

- 肩痛的病因是多样的，需要系统的方法进行诊断。
- 重点病史和体格检查可以缩小鉴别诊断范围，有助于制订治疗计划。
- 治疗方案应个性化，保守治疗通常是成功的。

临床精粹

　　如果肩部活动范围在多个方向（平面）因疼痛受制，应怀疑关节囊或盂肱关节病变，如粘连性关节滑囊炎或盂肱关节病。

　　粘连性滑囊炎是一种自限性疾病，但症状持续时间可能较长（1~3年），临床诊断为严重的ROM丧失≥2个平面（冠状面、矢状面或轴面）。

　　疼痛期可以考虑不同类型的注射（影像引导关节囊内类固醇注射、肩胛上神经阻滞、囊水扩张），与积极的囊膜伸展运动相辅相成。

（杨世鹏 译　郭明钧 校）

参考文献

1. C.M. Weyand, J.J. Goronzy, Clinical practice, Giant-cell arteritis and polymyalgia rheumatica, N. Engl. J. Med. 371 (1) (2014) 50–57.

2. N. van Alfen, The neuralgic amyotrophy consultation, J. Neurol. 254 (6) (2007) 695–704.

3. A.C. Gellhorn, J.N. Katz, P. Suri, Osteoarthritis of the spine: the facet joints, Nat. Rev. Rheumatol. 9 (4) (2013) 216–224.

4. A.C. Gellhorn, Cervical facet-mediated pain, Phys. Med. Rehab. Clin. North. Am. 22 (3) (2011) 447–458 viii.

5. G. Cooper, B. Bailey, N. Bogduk, Cervical zygapophysial joint pain maps, Pain Med. 8 (4) (2007) 344–353.

6. I.S. Lossos, O. Yossepowitch, L. Kandel, D. Yardeni, N. Arber, Septic arthritis of the glenohumeral joint, A report of 11 cases and review of the literature, Medicine (Baltim.) 77 (3) (1998) 177–187.

7. N. Hatzis, T.K. Kaar, M.A. Wirth, F. Toro, C.A. Rockwood Jr., Neuropathic arthropathy of the shoulder, J. Bone Joint Surg. Am. 80 (9) (1998) 1314–1319.

8. K.M. Kirksey, W. Bockenek, Neuropathic arthropathy, Am. J. Phys. Med. Rehab. 85 (10) (2006) 862.

9. F.M. Vanhoenacker, K.L. Verstraete, Soft tissue tumors about the shoulder, Semin. Musculoskelet. Radiol. 19 (3) (2015) 284–299.

10. J.S. Lewis, Rotator cuff tendinopathy, Br. J Sport. Med. 43 (4) (2009) 236–241.

11. G.Y. Park, J.H. Park, D.R. Kwon, D.G. Kwon, J. Park, Do the findings of magnetic resonance imaging, arthrography, and ultrasonography reflect clinical impairment in patients with idiopathic adhesive capsulitis of the shoulder? Arch. Phys. Med. Rehab. 98 (10) (2017) 1995–2001.

12. F. Struyf, J. Nijs, J.P. Baeyens, S. Mottram, R. Meeusen, Scapular positioning and movement in unimpaired shoulders, shoulder impingement syndrome, and glenohumeral instability, Scand. J. Med. Sci. Sports 21 (3) (2011) 352–358.

13. A.M. Halder, E. Itoi, K.N. An, Anatomy and biomechanics of the shoulder, Orthop. Clin. North. Am. 31 (2) (2000) 159–176.

14. A.S. Neviaser, R.J. Neviaser, Adhesive capsulitis of the shoulder, J. Am. Acad. Orthop. Surg. 19 (9) (2011) 536–542.

15. H.V. Le, S.J. Lee, A. Nazarian, E.K. Rodriguez, Adhesive capsulitis of the shoulder: review of pathophysiology and current clinical treatments, Shoulder Elbow 9 (2) (2017) 75–84.

16. T.G. Sanders, M.D. Miller, A systematic approach to magnetic resonance imaging interpretation of sports medicine injuries of the shoulder, Am. J Sport. Med. 33 (7) (2005) 1088–1105.

17. R. Buchbinder, S. Green, J.M. Youd, R.V. Johnston, Oral steroids for adhesive capsulitis, Cochrane Database Syst. Rev. 4 (2006) CD006189.

18. H.B.Y. Chan, P.Y. Pua, C.H. How, Physical therapy in the management of frozen shoulder, Singapore Med. J. 58 (12) (2017) 685–689.

19. M.J. Page, S. Green, S. Kramer, et al., Manual therapy and exercise for adhesive capsulitis (frozen shoulder), Cochrane Database Syst. Rev. (8) (2014) CD011275.

20. J.H. Ahn, D.-H. Lee, H. Kang, M.Y. Lee, D.R. Kang, S.-H. Yoon, Early intra-articular corticosteroid injection improves pain and function in adhesive capsulitis of shoulder: 1-year retrospective longitudinal study, Pharm. Manag. PMR 10 (1) (2017) 19–27.

21. J.P. Yoon, S.W. Chung, J.E. Kim, et al., Intra-articular injection, subacromial injection, and hydrodilatation for primary frozen shoulder: a randomized clinical trial, J. Shoulder Elbow Surg. 25 (3) (2016) 376–383.

22. E.S. Koh, S.G. Chung, T.U. Kim, H.C. Kim, Changes in biomechanical properties of glenohumeral joint capsules with adhesive capsulitis by repeated capsule-preserving hydraulic distensions with saline solution and corticosteroid, Pharm. Manag. PMR 4 (12) (2012) 976–984.

23. R. Papalia, A. Tecame, G. Vadala, et al., The use of hyaluronic acid in the treatment of shoulder capsulitis: a systematic review, J. Biol. Regul. Homeostat. Agents. 27 31 (4 Suppl. 2) (2017) 23–32.

24. W.N. Levine, C.P. Kashyap, S.F. Bak, C.S. Ahmad, T.A. Blaine, B. LU, Nonoperative management of idiopathic adhesive capsulitis, J. Shoulder Elbow Surg. 16 (5) (2007) 569–573.

25. S. Gallacher, J.C. Beazley, J. Evans, et al., A randomized controlled trial of arthroscopic capsular release versus hydrodilatation in the treatment of primary frozen shoulder, J. Shoulder Elbow Surg. 27 (8) (2018) 1401–1406

26. S.W. Lee, Musculoskeletal Injuries and Conditions: Assessment and Management, Demos Medical, New York, 2017.

27. B. Goldstein. Shoulder anatomy and biomechanics, Phys. Med. Rehab. Clin. N. Am. 15 (2) (2004) 313–349.

第4章

膝关节疼痛

Subhadra Nori, Iris Tian

病例资料

患者，女，32岁，因"双膝痛2个月"就诊物理医学与康复诊所。否认剧烈运动和创伤史。自述几个月前开始跑步，每天跑1~2英里（1英里≈1.61 km）。钝痛，有时刺痛。疼痛发生在髌骨前方和深处。疼痛为间歇性，上下楼梯时会加重，尤其是下楼梯，以及长时间驾驶汽车后改变体位时疼痛加重。有时一天结束时，膝关节会有积液，患者否认因行走或明显积液而导致膝关节屈曲畸形。疼痛自发病以来略有加重。偶服对乙酰氨基酚和布洛芬，可以缓解症状。未尝试过热敷或冷敷。疼痛不会影响睡眠。之前未因膝关节疼痛就诊过。

既往史：无。

个人史：会计师，与男朋友住在一栋电梯公寓楼的三楼，否认烟草、乙醇（酒精）和非法药物史。

手术史：无。

过敏史：无已知的药物。

药物：偶尔服用对乙酰氨基酚和布洛芬。

生命体征：血压132/68 mmHg；呼吸频率12次/分；心率68次/分；体温36.5℃；身高170.69 cm；体重61.2 kg；BMI 21.8 kg/m^2。

体格检查

一般情况：神志清楚、对答切题，营养良好、无急性窘迫。头、眼、耳、鼻、喉检查正常，眼外运动完整，黏膜湿润。

四肢：双侧下肢无水肿。股四头肌或小腿未见萎缩。

双膝肌肉骨骼检查

检查：双膝无红斑、皮疹、手术瘢痕、骨质异常。

膝部无明显的膝外翻或内翻。

触诊：触诊无热感。

双侧髌骨上方及周围触诊无压痛。内、外侧关节线触诊无压痛。内、外侧副韧带处触诊无压痛。触诊股四头肌和髌腱周围无压痛。左膝鹅足腱有轻度压痛（+）。

ROM：主动和被动活动范围正常，双膝在屈曲90°到最大伸直时出现疼痛。

特殊检查：双侧髌骨研磨试验（+），右膝J形征（+）。

神经检查：双下肢肌力5级包括。髌腱，跟腱反射（++），无踝阵挛，双侧下肢轻触觉正常。

步态：在正常范围内，平稳，步频正常。

张力：两侧下肢正常。

实验室检查：无异常。

综合讨论

膝关节疼痛的治疗取决于疼痛部位、损伤机制，以及突然发作还是隐匿发作。根据病史和临床检查，确定是否应该进行影像学检查，以评估患者是接受手术治疗还是保守治疗。体格检查的重点包括负重状态、ROM、激发试验和步态分析。

鉴别诊断

1. 急性损伤

（1）韧带损伤

韧带损伤包括前交叉韧带（ACL）、后交叉韧带（PCL）、内侧副韧带（MCL）、外侧副韧带（LCL）撕裂。最常见的韧带损伤是ACL损伤，通常与运动有关，包括方向突然改变的切割、扭转运动。通常与可听见"砰"声，然后是剧烈疼痛、快速肿胀、活动度丧失和负重不稳定。值得注意的是"膝关节三联征"或"奥多诺休三联征"，提示 ACL、MCL 和内侧半月板损伤[1,2]。据统计，无论是哪种损伤机制，在大学生足球和篮球运动员中，女性比男性的 ACL 损伤率更高[3,4]。

（2）半月板损伤

半月板损伤包括内、外侧半月板撕裂。撕裂通常由膝关节的扭转运动引起，可导致关节线处积液和触痛，最常见的是"锁定"，尤其发生在伸直20°～45°，此时半月板卡在关节间隙内。MRI 可帮助诊断，关节镜检查是协助诊断的金标准[5]。

（3）肌腱损伤

肌腱损伤包括股四头肌或髌腱撕裂或断裂。膝关节突然出现疼痛，膝关节可感觉到或听到"砰"声，同时伴随肿胀和无法伸直。可能存在明显的髌骨向上或向下平移。

（4）骨折

骨折是髌骨、胫骨平台、胫骨髁间嵴、胫骨结节和股骨髁，由直接或高能量撞击引起，尤其是胫骨平台骨折，疼痛剧烈，患者难以负重和活动[6]。

（5）脱位

脱位需要进行紧急处理，因为这会严重影响下肢的血液供应。通常发生在机动车碰撞中，膝关节撞击到仪表板。

2. 风湿病/炎症

（1）类风湿关节炎

类风湿关节炎是影响身体所有关节的自身免疫性疾病，包括膝关节，会导致严重的疼痛和肿胀。

（2）感染

化脓性关节炎的症状包括，膝关节皮肤发红、肿胀和剧烈疼痛。全身反应包括发热、寒战和不适。需通过关节腔积液穿刺和关节液性质进行诊断。

（3）痛风/假痛风

炎症性关节炎（高尿酸），通常发生在踇趾，而假痛风（焦磷酸钙晶体沉积）常发生于膝关节和腕关节。

3.慢性/劳损

（1）骨关节炎

骨关节炎是最常见的关节炎形式，软骨退化时会发生骨关节炎。

（2）滑囊炎

滑囊炎累及髌上、髌前、髌下和鹅足。由反复运动引起刺激，髌骨周围的滑囊发炎。

（3）髌腱炎

髌腱炎是由重复性屈曲运动引起的慢性病，常见于骑自行车者和跑步者。

（4）髂胫束（ITB）综合征

从髂嵴延伸至胫骨上的Gerdy结节，是外侧膝关节的一个关键稳定点，具有屈伸运动功能。ITB综合征是由ITB在股骨上髁上来回移动时发生炎症和刺激而导致的过度使用损伤。

（5）髌股关节疼痛综合征（PFPS）

PFPS可能是由肌肉失衡（通常是股内侧肌无力）或过度使用导致的髌股关节软骨退行性变（髌骨软化）引起的髌骨对位不良所致[19]。

4.其他

生物力学在膝关节疼痛中发挥着巨大作用，任何细微的运动变化，如双下肢长度差异或步态变化，都可能诱发新的膝关节疼痛。

随着时间的推移，超重和肥胖会导致膝关节疼痛，并增加患膝骨关节炎的风险。

在检查膝关节时，关注疼痛部位有助于缩小鉴别诊断范围（表4.1）。例如，膝关节的前、后方，内、外侧。

病例讨论

　　由于患者无外伤和隐匿性疼痛，无须进行紧急手术干预。应根据病史、体格检查和谨慎的临床判断进行排除。检查最重要的部分，包括让患者行走和分析其步态，注意膝内翻、外翻和足的旋前、旋后程度。疼痛似乎与开始跑步时活动水平的增加有关，随着长时间过度的屈伸运动，疼痛更为严重。

　　评估膝关节时，应考虑上下关节会如何影响步态。有时膝关节的疼痛可以从髋关节反映出来。扁平足或高弓足引起足部过度旋前会导致胫骨和股骨的代偿性内旋，过度旋后会对髌股关节产生更大的应力，因此也对膝关节有影响。

客观数据

　　无须实验室检查，如果怀疑炎症或感染，应进行其他实验室检查（包括风湿病、尿酸水平检测等）、红细胞沉降率（ESR）和 C 反应蛋白（CRP）。

　　根据渥太华膝关节准则，需行膝关节 X 线检查来排除急性膝关节损伤中的退行性变和骨折：

　　年龄 > 55 岁，腓骨头压痛，髌骨孤立性压痛，膝关节屈曲 < 90°，不能承受 4 步的负重行走[7]。

　　膝关节 MRI 排除韧带和半月板损伤，鉴于相关病史和体格检查。

　　上述实验室和影像学数据有助于进一步缩小诊断范围。无明显的畸形，排除了膝关节脱位的可能。触诊膝关节无积液或发热，因此不易出现化脓性关节炎、痛风和假性痛风。患者能够负重行走而不感到疼痛，行走时膝关节不会下垂，也不会担心骨折，所以股四头肌或髌腱完全断裂和其他韧带撕裂（ACL、PCL、LCL、MCL）的可能性较小。考虑到患者的年龄，骨关节炎也被排除。患者最近开始跑步，这是鉴别诊断的关键点，肌腱炎和髌股关节综合征可能是由过度劳损导致的。

表4.1　膝关节疼痛和激发试验中常见结构概述

结构	损伤机制	疼痛部位	激发试验
前交叉韧带（ACL）	扭转、剪切运动（当小腿静止时突然转向），通常与运动有关，70%的病例为非接触性[21]	膝关节深处，重度疼痛	Lachman试验前抽屉试验轴移试验
后交叉韧带（PCL）	当膝关节屈曲、踝关节跖屈时直接撞击胫骨近端前部通常发生在机动车碰撞事故中，膝关节撞到仪表盘后交叉韧带损伤常伴随多发韧带损伤[20]	膝关节深部（通常只有轻微的症状）	后抽屉试验反Lachman试验胫骨后倒征
内侧副韧带（MCL）	非接触性过伸或内翻应力通常发生ACL和内侧半月板损伤，作为膝关节三联征）的一部分	内侧和内侧关节线	前内侧抽屉试验Swain试验外翻应力试验
外侧副韧带（LCL）	直接撞击膝关节前内侧和后外侧角非接触性过伸或内翻应力	外侧和外侧关节线	内翻应力试验前外侧抽屉试验
半月板	内翻/外翻的扭转运动	内侧或外侧关节线上	麦氏征回旋研磨试验反冲试验侧压试验下蹲/鸭子步试验
髌股关节	过度使用，通常是由肌肉不平衡引起的髌骨外移	髌股关节压力或应力过大引起的膝前疼痛（蹲、跑、跪）	下蹲试验髌骨摩擦试验J形征髌骨倾斜试验

Data from［2,9,10,12,19］.

病理学和生物力学研究进展

　　髌股关节疼痛综合征（PFPS）是引起前部疼痛的最常见原因。髌股关节轨迹涉及许多结构，包括髌骨和股四头肌腱、内侧和外侧支持带、髂胫束以及股内侧和外侧肌。步态力学的任何变化都会造成不平衡，导致股骨髁上的轨迹异常，随着时间的推移，就会导致疼痛。引起髌骨轨迹外偏的常见的原因是股外侧肌肌力强于股内侧肌（VMO），以及跑步、下蹲时膝关节过度负荷。高张力的髂胫束或外侧韧带也可能是导致髌骨轨迹外偏的因素。Q角增大曾经被认为是PFPS的主要风险因素，然而最近的研究认为，这不是一个重要因素[8]。其他危险因素包括膝关节过伸、胫骨外旋、膝外翻或内翻、腘绳肌或腓肠肌张力增高。

PFPS 临床症状和体征

患者通常表现为膝关节前侧疼痛，运动后加重，如下蹲、爬楼梯、跑步、跪膝和久坐等活动增加髌股关节的压力。

体格检查

PFPS有许多激发试验。根据对PFPS临床诊断试验的系统回顾和Meta分析，下蹲试验和髌骨倾斜试验对PFPS的诊断有一定的优势，但没有明确的证据[9]。

下蹲试验：患者主动下蹲时出现膝前痛，敏感性最高，并在增加膝关节的负荷后，症状加重[10]。

髌骨摩擦试验：检查时患者仰卧，膝关节完全伸直并放松。医生将示指和拇指放在髌骨上缘，让患者收缩股四头肌（或将膝关节抬到台面）。出现疼痛表示检查阳性。

J形征：患者在膝关节主动屈曲至完全伸直的终末阶段出现髌骨轨迹外偏。

髌骨倾斜试验：患者膝关节伸直，医生用拇指和示指抓住髌骨，向内推髌骨会导致髌骨外侧抬高。如果外侧不抬高，则表明髌骨外侧结构和支持带过紧。

影像学研究

X线片通常没有帮助，但可以排除退行性变，包括骨关节炎，在某些情况下可能显示软骨软化。

MRI有助于排除导致膝关节疼痛的软骨或韧带原因。

通常不需要影像学诊断，但如果膝关节有创伤史或检查中发现明显积液，应考虑影像学检查。如果患者年龄 > 50岁，或者患者通过8~12周的保守治疗后没有改善，也可以考虑接受影像学检查[11]。

半月板损伤的分级[12,13]

1级：少量纤维损伤，局部压痛，无不稳。

2级：更广泛的纤维损伤和压痛，无不稳或轻度不稳，运动异常。

3级：完全性撕裂，伴有明显的不稳定，通常伴有韧带损伤，尤其是ACL撕裂[12]。

■ 膝关节屈曲30°时，基于外翻应力检查的严重程度进行不稳定性分级，具体如下。

*1+：3~5 mm；2+：6~10 mm；3+： > 10 mm内侧关节间隙开放。

讨论

PFPS是过度劳损的结果，尤其是跑步和下蹲。由于PFPS有很多因素，所以多层面的锻炼计划是很重要的。通过剧烈训练和加强近端肌肉训练（股四头肌）的治疗计划后，大多数患者的症状可以得到改善。

保守治疗

1.休息

将剧烈的训练改为跑步/慢跑，以减轻髌股关节的压力。

2.物理治疗

对PFPS最有效和强有力的治疗是一个6周的物理治疗计划，重点是加强股四头肌和臀部肌肉力量，拉伸股四头肌、髂胫束、腘绳肌和屈髋肌。等长运动在开始时是有帮助的，因为膝关节在完全伸直时可以减少髌股关节的压力，从而进行无痛强化运动。虽然很难单独训练股内侧肌，但在0～30°时屈曲锻炼可能是有效的[15]。

手法治疗有助于降低肌张力，包括腘绳肌、股四头肌和髂胫束。髌骨带和支具可减少疼痛，但数据不完全一致[14]，两种方法都可能有助于减少髌骨轨迹外偏和减少疼痛。如果有轻微的积液，冰敷也许会有帮助。在下蹲训练时，治疗师纠正患者的姿势也可能有帮助，比如确保膝关节不超过足趾，如果超过足趾会对髌股关节施加更高的机械应力。

3. 矫形器

如果下肢的长度有差异，可以考虑使用矫形器，但必须注意的是，大多数人已经自然地弥补了这一点，所以使用矫形器可能会改变步态力学，导致疼痛加剧。

4. 针灸

有证据表明，针灸可以减轻膝骨关节炎患者的疼痛。

5. 药物

治疗关节炎可以使用氨基葡萄糖和软骨素药物，增强近端肌肉可用维生素D，以及有助于结缔组织健康的维生素C，但尚无确凿的证据。

6. 减重

需减少行走时膝关节承受的总重量，因为过重会改变步态力学，并使膝关节承受更大的压力，导致膝关节疼痛加剧。最近的一项Meta分析表明，随着BMI的增加，膝关节骨关节炎的风险几乎呈指数增加[16]。体重每减轻一磅（1磅≈0.45 kg），每走一步，膝关节所承受的负荷就会降至1/4[17]。

药物治疗

非甾体抗炎药：关于使用非甾体抗炎药的信息有限，但可以考虑在患者接受物理治疗期间进行短期使用[18]。

干预措施

注射：对髌股关节疼痛综合征不推荐注射；然而，糖皮质激素和润滑剂，如透明质酸凝胶，可用于轻度到中度骨关节炎，但不能替代其他方式治疗方式。

抽吸：对于有明显积液的患者，这有助于诊断和治疗，并可以排除化脓性关节或痛风／假性痛风。

关节镜检查：一种常见的、微创的外科手术，具有诊断性和治疗性（可以切除小块骨头或软骨）。

韧带重建：ACL重建是最常见的韧带重建，移植物有股四头肌腱、腘绳肌或髌腱。

部分／全部膝关节置换：用于影响行走、生活质量和日常生活活动的严重骨关节炎患者。

总结

患者，女，32岁，双侧膝关节疼痛，PFPS是膝关节前侧疼痛最常见的原因。髌骨和股四头肌肌腱、内侧和外侧支持带、髂胫束、股内侧和外侧肌影响髌骨轨迹。步态力学上的任何不平衡都可能导致髌骨在股骨髁上的轨迹异常，久而久之就会导致疼痛。髌骨轨迹外偏的常见原因是股外侧肌强于股内侧肌，以及跑步、下蹲时膝关节过度负荷。治疗包括非甾体抗炎药、肌内效贴布和类固醇注射。

要点

- 对膝关节疼痛患者应仔细评估，因为病因可能是多样和复杂的。
- 应仔细询问病史和进行体格检查。
- 治疗方案应根据患者的具体情况而定，并特别考虑患者的活动水平以及是否有重返工作岗位或运动的需求。

（梁海松　杨涛　向发松 译　　邓煜 校）

参考文献

1. O.E. Olsen, G. Myklebust, L. Engebretsen, et al., Injury mechanisms for anterior cruciate ligament injuries in team handball: a systematic video analysis, Am. J. Sport Med 32 (4) (2004) 1002–1012.

2. K.D. Shelbourne, P.A. Nitz, The O'Donoghue triad revisited Combined knee injuries involving anterior cruciate and medial collateral ligament tears, Am. J. Sport Med. 19 (5) (1991) 474–477.

3. J. Agel, E. Arendt, B. Bershadsky, Anterior cruciate ligament injury in national collegiate athletic association basketball and soccer: a 13 year review, Am. J. Sports. Med. 33 (4) (2005) 524–530.

4. L.Y. Griffin, J. Kercher, N. Rossi, Risk and gender factors for noncontact anterior cruciate ligament injury, In: C.C. Prodromos, S.M. Howell, F.H. Fu, et al., (Eds.), Anterior Cruciate Ligament, Saunders, Philadelphia, 2018.

5. V.S. Nikolaou, E. Chronopoulos, C. Savvidou, et al., MRI efficacy in diagnosing internal lesions of the knee: a retrospective analysis, J. Trauma Manag. Outcomes 2 (2008) 4.

6. D.A. Wiss, J.T. Watson, E.E. Johnson, Fractures of the knee. Fractures in Adults, 4e, Lippincott-Raven, Philadelphia, 1996.

7. I.G. Stiell, G.A. Wells, R.H. Hoag, et al., Implementation of the Ottawa Knee Rule for the use of radiography in acute knee injuries, J. Am. Med. Assoc. 278 (1997) 2075–2079.

8. L.A. Bolgla, M.C. Boling, An update for the conservative management of patellofemoral pain syndrome: a systematic review of the literature from 2000 to 2010, Int. J. Sports Phys. Ther. 6 (2011) 112–125.

9. G.S. Nunes, E.L. Stapait, M.H. Kirsten, et al., Clinical test for diagnosis of patellofemoral pain syndrome: systematic review with meta-analysis, Phys. Ther. Sport. 14 (2013) 54–59.

10. C. Cook, E. Hegedus, R. Hawkins, F. Scovell, D. Wyland, Diagnostic accuracy and association to disability of clinical test finding associated with patellofemoral pain syndrome, Physiother. Can. 62 (2010) 17–24.

11. S. Dixit, J.P. DiFiori, M. Burton, et al., Management of patellofemoral pain syndrome, Am. Fam. Physician 75 (2007) 194–202.

12. J.C. Hughston, J.R. Andrews, M.J. Cross, A. Moschi, Classification of knee ligament instabilities. Part I. The medial compartment and cruciate ligaments, J. Bone Joint Surg. Am. 58 (2) (1976) 159–172.

13. H. Makhmalbaf, O. Shahpari, Medial collateral ligament injury; a new classification based on mri and clinical findings, A guide for patient selection and early surgical intervention, Arch. Bone Jt. Surg. 6 (1) (2018) 3–7.

14. J.A. Rixe, J.E. Glick, J. Brady, et al., A review of the management of patellofemoral pain syndrome, Phys. Sportsmed 41 (2013) 19–28.

15. Bolgla L, Malone T. Research review: exercise prescription and patellofemoral pain: evidence for rehabilitation, J. Sport. Rehabil. 14 (1) (2005) 72–88.

16. Z.-Y. Zhou, Y.K. Liu, H.L. Chen, F. Liu, Body mass index and knee osteoarthritis risk: a

dose-response meta-analysis, Obesity 22 (10) (2014) 2180–2185.

17. S.P. Messier, D.J. Gutekunst, C. Davis, P. DeVita, Weight loss reduces knee-joint loads in overweight and obese older adults with knee osteoarthritis, Arthritis Rheum. 52 (7) (2005) 2026–2032.

18. H.J. McGowan, A. Beutler, Patellofemoral syndrome. Essential Evidence Plus Web site. Available at: http://www.essentialevidenceplus.com. (Accessed 8 August 2019).

19. C. Cook, L. Mabry, M.P. Reiman, E.J. Hegedus, Best tests/clinical findings for screening of patellofemoral pain syndrome: A systematic review, Physiotherapy 98 (2012) 93–100.

20. M.S. Schulz, K. Russe, A. Weiler, H.J. Eichhorn, M.J. Strobel, Epidemiology of posterior cruciate ligament injuries, Arch. Orthopaed. Trauma Surg. 123 (4) (2003) 186–191.

21. C.C. Teitz, Video analysis of ACL injuries, In: L.Y. Griffin (Ed.), Prevention of Noncontact ACL Injuries, American Academy Orthopaedic Surgeons, Rosemont, IL, 2001.

第 **5** 章

手和腕关节疼痛

Se Won Lee, Reina Nakamura

病例资料

　　患者，女，54岁，右利手，因"右腕部疼痛"就诊物理医学与康复诊所。患者主诉右腕部酸痛9个月余，无外伤史。疼痛发生在腕关节，腕桡侧部位疼痛更加严重。患者在使用右手工作后，疼痛加剧。偶服布洛芬，可暂时缓解疼痛。

　　右手和手指有间歇性刺痛，但不能确定感觉异常的位置（弥散如普通患者）。患者否认颈部、肩膀或肘部有明显疼痛。

　　既往史：高胆固醇病史5年。1年前停经。

　　个人史：行政秘书，和家人住在一所有12级台阶的房子里。有儿子23岁，女儿21岁。

　　手术史：无

　　过敏史：无已知的药物过敏

　　药物：每日口服洛伐他汀40 mg，如感有需要时服布洛芬400 mg

　　生命体征：血压128/76 mmHg；呼吸频率16次/分；脉搏62次/分；体温36.1℃；身高165.1 cm；体重72.6 kg；BMI 26.6 kg/m^2。

　　一般情况：体格良好，营养良好，无急性窘迫。警觉，对人、地方和时间很敏感。

　　四肢：无水肿、皮疹/红斑或手术瘢痕。上下肢无明显畸形。

　　五官：眼外运动正常，面部对称，无上睑下垂，舌居中。

神经肌骨检查

　　视诊：鱼际隆起变平，无明显的肌肉萎缩。异样征（在第1腕掌关节）

提示第1掌骨背桡侧半脱位。

ROM：颈部、肩部、肘部均在正常范围内。活动腕关节时，背伸末端和桡偏的末端有轻度的不适。

运动检查：肌力5-/5，拇指外展肌可触及。所有其他肌肉（上肢和下肢）肌力均正常。

深肌腱反射：双侧肱二头肌、肱三头肌和肱桡肌（++），双侧Hoffman征阴性。

感觉检查：轻触和针刺双侧所有四肢皮节区完整。

语调：正常。

步态：正常。

腕部的激发试验

芬克尔斯坦试验（握拳试验）：阴性。

第一腕掌关节研磨试验：诱发关节疼痛。

沃森试验（舟骨移动试验）：阴性。

腕中部不稳定的Lichtman试验：阴性。

月、三角骨冲击试验（里根试验）：阴性。

桡尺关节不稳定的琴键征：阴性。

尺骨茎突三角挤压试验：阴性。

实验室检查：白细胞计数6.8×10^9/L，血红蛋白120 g/L。

综合讨论

通常情况下，首先要注意区分疼痛来源于肌骨性的还是神经源性的。典型的疼痛，如针刺、灼烧、"刺痛"和（或）麻木，表明疼痛的来源为神经性疼痛。相对应的，如酸痛、深部疼痛更能可能是肌骨来源的疼痛。然而，慢性肌肉骨骼病理可以是混合性的。对于肌骨来源的疼痛，可以根据疼痛部位和压痛点进一步分类（表5.1）。神经性疼痛有更明确的症状分布模式；弥漫性（多发性周围神经病变）、局部性［单神经病变（压迫性神经病变）】和区域性（颈神经根病变或臂丛病变）。较少见的是，近端肌肉骨骼病变引起的牵涉性疼痛与神经性疼痛有相似之处。

慢性腕部疼痛的渐进发作特征表明，退行性变性或重复性的过劳损伤是疼痛产生的潜在机制。相反，创伤性、血管性或急性炎症过程发作突然而迅速。虽然严重的危及生命的病变在腕部不常见，但重要的是识别警示特征，如创伤史、穿刺史和外来压迫增加，需要紧急检查和治疗[1]。

腕部的物理检查从视诊检查开始。皮肤损伤（红斑或皮疹）可提供有价值的信息，表明有炎症、风湿病、血管或感染性病因的可能。腕部的严重畸形提示有潜在的慢性破坏过程或者肌肉激动/拮抗失衡存在。类风湿关节炎（RA）常见的畸形包括手指和腕部的尺偏，关节肿胀（布夏尔结节位于近侧指间关节，赫伯登结节位于远侧指间关节）和手指畸形（钮孔畸形或天鹅颈畸形）。疲劳性手臂征（小指外展）、爪行手和牧师手提示病患有尺神经病变。此外，对上肢近端如肘部、肩部和颈部的评估也很重要。

大鱼际、小鱼际和（或）手内在肌肉明显萎缩提示有潜在性、神经性病因。虽然轻度失用性萎缩可发生在慢性疼痛的肌肉骨骼疾病中，但下运动神经元疾病比上运动神经元疾病更容易发生。萎缩方式可以帮助临床医生发现和缩小鉴别诊断范围。

腕部的轻微肿胀很容易被忽略，如同腕部肌肉的轻微萎缩一样。肿胀可出现在多个结构中（如关节、肌腱/腱鞘或皮下/血管）。

应检查手、手指及腕的主动和被动活动范围。拇指的活动范围特别复杂，包括屈/伸、外展/内收和对掌/复位（图5.1）。拇指屈伸运动平行于手掌平面，外展内收垂直于掌平面，对掌是屈曲和外展的联合运动。

系统性触诊可定位局部疼痛，在腕横纹远端水平，舟状骨的远端和豌豆骨容易触摸出来。舟状骨位于桡侧，豌豆骨位于尺侧（图5.2）。在第一掌骨近端边缘，可以摸到大多头骨与第一掌骨关节（常被认为是异样征的嵴）。旋转拇指尖可用于鉴别大多头骨与第一掌骨关节（第一掌骨旋转更多，较少移动的是大多头骨）。远端横纹位于腕管近端入口上。在腕压迫

表5.1　基于病变部位的鉴别诊断

部位	结构	病因
桡背部	骨	第一腕掌关节（CMC）骨关节炎（OA）；通常定位为手（OA）
		第一掌指关节、腕（桡骨–舟状骨）和舟状骨–大多头骨骨关节炎
		舟状骨骨折,骨折不愈合
	肌腱	桡骨茎突狭窄性腱鞘炎累及第一背侧伸肌室
		交叉综合征;桡骨茎突近端4~8 cm
		指短伸肌腱综合征（辅助肌肉）
	神经	桡浅神经病变
手背中部	骨、关节结构	腱鞘囊肿：通常来自舟月骨关节
		舟月骨韧带扭伤、脱位/不稳定
		腕包块
	肌腱	拇长伸肌腱，示指伸肌，指伸肌肌腱病，腱鞘炎，肌腱撕裂
		远端交叉综合征（第三背伸肌和第二背伸肌在Lister结节远端相交）
尺背部	骨	关节病变包含桡尺关节和CMC关节（三角骨、钩骨、第四和第五掌骨）、尺骨与三角骨的撞击综合征
		三角纤维软骨复合体（TFCC）损伤
	肌腱	腕尺侧伸肌腱病，狭窄性腱鞘炎，半脱位/脱位，损伤
掌桡部	骨	第一腕掌关节OA。腕部和MCP关节病
		舟状骨囊肿/骨折
	肌腱	桡骨茎突狭窄性腱鞘炎
		腕桡侧屈肌腱病
		起源于屈肌腱的腱鞘囊肿
		Linburg-Comstock综合征[拇长屈肌腱向指深屈肌腱（至第二指）的异常滑移]
		A1滑轮扳机指（狭窄性腱鞘炎）
掌中部	骨	关节病包含桡腕关节、腕间关节和第2~4掌腕关节
	腕管	腕管综合征（常为弥漫性）
	肌腱	扣扳机的手
		Linburg-Comstock综合征

（待续）

表5.1（续）

部位	结构	病因
掌尺部	骨	桡尺关节病变/不稳定，三角纤维软骨复合体损伤 豌豆三角骨关节炎，尺三角骨撞击综合征、第四或第五掌腕关节病、钩骨骨折，掌骨骨折
	肌腱	腕尺侧屈肌腱病 扳机指
	神经	尺神经病

Data from［23~26］.

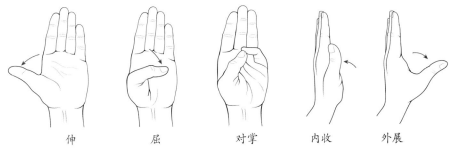

图5.1　拇指运动。（From T. Klonisch, S. Hombach-Klonisch, J. Peeler, Sobotta Clinical Atlas of Human Anatomy, 1 volume, Elsevier, Munich, Germany, 2019.）

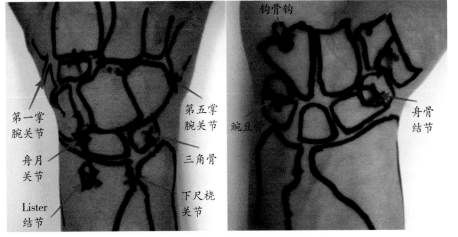

图5.2　腕部表面解剖。背侧（左）和掌侧（右）腕表面解剖。［From A.W. Newton, D.H. Hawkes, V. Bhalaik. Clinical examination of the wrist. Orthop. Trauma. 31 (4) (2017) 237-247.］

试验和Tinel征中，压迫部位应紧靠腕部远端横纹的远侧。

　　肌力下降的程度和方式对鉴别诊断是有用的。因长期失用，使远端继发于肌骨源性疼痛的肌力下降，通常是轻微的，并且位于疼痛周围，与周围神经和肌肉病变不同。除了大鱼际肌肉外，手掌内肌大多受尺神经支配，若有内肌无力，特别是握钩、握圆柱体等，可怀疑有尺神经损伤。

　　感觉检查可以区别周围神经病变和神经根性病变，有助于鉴别诊断。周围神经病变（无论是正中神经还是尺神经）在第四指感觉平面分裂，C8神经根病变无感觉分裂，对于鉴别诊断是有帮助的。然而，感觉神经分布的正常变化应该被认识。轻触觉、振动觉、两点辨别觉比针刺和温度感觉的检查提供更多的神经压迫性病变的信息，这种典型病变通常涉及神经纤维。伴有上运动神经元受损的双侧症状，如不稳定或步态障碍、Hoffman征或足底抓痒反应（巴宾斯基征），对鉴别诊断都有帮助。

鉴别诊断

1.神经卡压

　　腕管综合征是最常见的神经卡压，发病率约为3%。患者腕管远端正中神经分布区域出现阳性感觉[刺痛、感觉异常、针刺感和（或）疼痛]或阴性感觉（麻木）症状。大鱼际隆起部分得以保留，因为手掌皮支在腕管表面（外部）走行。症状通常发生在桡侧3个半指，保留第4指尺侧。指神经分布存在解剖变异，其表现通常会有不同。

　　症状在发作时通常是渐进的或起病隐袭。然而，随着附加的轻微损伤或创伤，一些患者可能相对突然地发病。夜间症状更严重，患者会痛醒，从而影响睡眠。握手时出现症状，称为闪烁征，常能加重症状。

　　腕部的尺神经病变（Guyon管）不像肘部的尺神经病变那么常见。腕部尺神经病变表现为感觉和（或）运动障碍，这取决于损伤在Guyon管中的位置。感觉症状难以识别，通常表现为延迟性的，直到手部内在肌发生明显萎缩才注意到。

2.肌腱病或腱鞘炎

由肌腱和腱鞘病变引起的疼痛在腕部很常见，通常与过度使用或重复损伤有关。局限的、可重复的用力性疼痛（抵抗肌肉收缩）或拉伸是肌腱病或腱鞘炎的标志性体格检查。可能出现局部的肌腱肿胀或腱鞘炎症。最常见的腕部肌腱病是桡骨茎突狭窄性腱鞘炎，为第一背侧伸肌室（拇长外展肌和拇短伸肌）肌腱病/腱鞘炎。桡侧腕部疼痛，出现在桡骨茎突附近。如尺侧腕伸肌和尺侧腕屈肌肌腱（FCU）病变/腱鞘炎可发生在腕关节的尺背侧和尺掌侧。

3.拉伤、扭伤和撕裂

在肌肉/肌腱（拉伤）或韧带（扭伤）受伤后，进行腕部疼痛部位的定位是很常见的。无论有无瘀斑和（或）肿胀，损伤结构的压痛可鉴别损伤程度，通常不伴神经系统症状。韧带扭伤包括猎人拇指，累及第一掌指关节尺侧副韧带或累及近端指间关节尺侧副韧带的手指挤压。腕骨韧带扭伤，如舟月骨、月三角韧带常被忽略，后发展为慢性疼痛和腕部不稳定。

4.骨关节炎

上肢骨关节炎（OA）最常见的部位是手，尤其是第一掌腕关节（CMC）（大多角骨–第一掌骨关节）。关节炎的影像学证据在中、老年人中很常见（高达36%），而且女性比男性更常见[2]。临床上，易与其他同时存在的疼痛混淆，如腕管综合征和腱鞘炎相似易混淆。由OA引起的疼痛，早期阶段为间断性，进展期疼痛更持久。疼痛可以被诱发，通过关节轴性负重，如抓握用力。关节可能出现轻微肿胀伴第一掌骨桡侧–背侧半脱位（肩样征）。僵硬伴随疼痛，虽然不像风湿性关节炎那样持久。轴向加负荷后进行活动（腕掌关节研磨试验），疼痛可再现。

5.类风湿关节炎

影响约1%的成年人。这种疾病在女性中的发病率是男性的2~3倍，发病高峰为35~60岁[3]。类风湿关节炎常累及多个小关节，特别是掌指关节和近端指间关节，通常为双手发病。疼痛的发作是渐进的，通常持续数周到数月。僵硬持续时间超过1小时是常见的。关节肿胀（滑膜炎）和腱鞘炎会出现局灶性、多灶性或区域性肿胀。在早期，如果无影像学改变，超声和MRI都很难识别肿胀。最初，症状可能会随着活动而改善。因为肿胀与腕管综合征常同时存在，由于滑膜增生、经腕韧带增厚，患者会感觉有异常症状。随着类风湿关节炎的肌腱/腱鞘长期的炎性损伤，肌腱撕裂或断裂并不少见，这可能被误认为是神经系统疾病引起的局灶性运动缺陷。

6. 软骨钙化症[26,27]

腕关节是继膝关节之后第二常见的焦磷酸钙沉积症（CPPD）部位。在腕部，假性痛风也是最常见的晶体沉积疾病，常累及双腕和双手。发病年龄为40~50岁，主要影响老年人，女性比男性更常见。其他晶体沉积疾病（如痛风和羟基磷灰石晶体沉积疾病）在腕部很少见。CPPD最常见的部位是三角纤维软骨复合体（TFCC），其次是舟状－大多角－小多角骨关节。骨关节炎、风湿性关节炎和甲状旁腺功能亢进的关节病也有可能出现。典型的表现是急性疼痛伴肿胀，但有些是无症状的。微小创伤可能会诱发症状的出现。2/3的患者为双侧发病。

7. 银屑病性关节病

这是一种炎性关节病，目前对其认识尚不足，表现为手指疼痛、畸形、发红和肿胀（指炎）。手指畸形并较常见，包括指炎和毁形的关节炎（标志性的骨吸收或可度量骨溶解）[5,6]。银屑病性关节病常伴有脊柱关节炎导致的下腰痛和肌腱病变（如跟腱炎和足底筋膜炎）。

8. 滑囊炎

不常见于腕部，外膜性（获得性，非来自固有的滑囊）滑囊炎应鉴别有无局灶性肿胀引发的疼痛。第1背侧伸肌室（拇长展肌和拇短伸肌）和第2背侧伸肌室（腕桡侧长伸肌和拇短伸肌）之间的交叉综合征，位于桡骨茎突近端7~10cm处。第2、3掌指关节背伸肌（拇长伸肌）之间的远端交叉综合征，在手背Lister结节远端被发现。这两种情况都因重复的腕部运动而加重，特别是槌击、划船和网球运动。

9.无移位骨折和骨坏死

常伴有严重疼痛、肿胀和畸形。对这类骨折的急性期处理是基于骨折移位的程度以及是否累及关节。无移位骨折或应力性骨折可能因为最初假阴性的X线结果和缺乏重要的创伤史而被漏诊。对于有高危因素的患者，如患有骨质疏松症和骨矿物质疾病，轻微的创伤或重复过度使用可导致骨折。常用的检查方法是谨慎地探查骨折部位的压痛。对有危险因素的患者应高度重视。对于年轻运动员，因进行重复性的压缩冲击和扭转力训练而导致的骨骺损伤被称为体操腕，也应该被重视[7]。漏诊或未愈合的骨折可导致腕骨坏死，常见于腕舟骨和月骨。此外，腕骨缺血性坏死（月骨缺血性坏死）也可引起隐匿性的疼痛、肿胀、腕ROM降低[8]。

10.良、恶性肿瘤

手部和腕部肿瘤少见，占骨肿瘤的6%[9]；然而，对于有肿瘤病史或有警示特征的患者来说，肿瘤应被列入鉴别诊断项目。手部肿瘤大多为良性，以腱鞘巨细胞瘤最为常见。巨细胞瘤通常位于桡骨远端、中指骨和桡侧三指[10]。虽然有些病例无症状，但通常表现为进行性加重的疼痛，最终成为持续性疼痛。疼痛通常在夜间或休息时加重。全身症状（如体重减轻）并不常见。

11.骨髓炎或化脓性关节炎

类似恶性肿瘤，创伤、开放/穿刺/咬伤、获得性免疫缺陷综合征（AIDS）史、静脉药物滥用和糖尿病控制不佳可增加感染的可能[11]。如有伤口不愈合或蜂窝织炎，应高度怀疑骨髓炎或脓毒性关节炎的可能。持续疼痛，通常无全身症状。感染可表现为发红、发热（温度升高）和（或）轻微肿胀。C反应蛋白（CRP）和红细胞沉降率（ESR）经常升高，但白细胞计数可能正常。

12.由颈椎和肘部引起的牵涉性疼痛

除了腕部疼痛外，通常表现为颈部和肘部疼痛。患者描述了从颈部到手的放射性疼痛。颈椎病神经根型（C6~C8）表现为颈部疼痛放射至前臂和手指远端。C7神经根病是最常见的一种，表现为颈部疼痛放射至手和手指，特别是第3指。C6神经根病放射至拇指和示指，C8神经根病放射至无名指和小指。椎间孔挤压试验可以是特异性的，可诱发出放射至手的疼痛（敏感性30%~60%，特异性92%~100%）[12,13]。肘关节是未被认识到的腕部疼痛的来源。后骨间神经卡压综合征可引起腕部深部疼痛，缺乏典型的感觉症状，在许多情况下，肘关节并不疼痛。

13. 其他神经病变疼痛

复杂区域疼痛综合征（CRPS）表现为手部疼痛和肩部疼痛（肩–手综合征）。CRPS可能发生在神经损伤后（2型）或轻微损伤后，而不是特定的神经损伤（1型）。有自发性疼痛、痛觉过敏/异位痛，超出单神经或根的分布，与刺激不成比例。营养性改变，如肥厚的指甲、毛发生长障碍、皮肤萎缩、水肿和汗腺运动异常（干燥，温暖，肿胀的肢体，寒冷或多汗症）可能在检查中被发现。早期识别和积极的管理是重要的。皮肤神经病变，如由桡神经浅支病变引起的桡神经浅支卡压综合征，表现为疼痛、刺痛；腕和手的桡侧有针刺样感觉。疼痛和感觉症状可向肘部近端放射。仔细触诊病变以触发或重现症状（Valleix压痛）是一种有用的查体技术。

病例讨论

没有上肢近端或颈部疼痛而单纯出现牵涉性或放射性疼痛的可能性更低。腕部和手局部疼痛可分为神经性、肌肉骨骼性或合并的疼痛。

阳性感觉症状（刺痛感觉异常）提示有神经性疼痛存在。症状位于手和腕，提示局灶性压迫神经病变，比神经根型颈椎病、臂丛病、CRPS或其他疾病的可能性更大。

在大多数病例中，感觉症状和体征的局部定位对鉴别外周神经卡压综合征非常有用。例如，手掌桡侧的症状提示腕管综合征，尺侧症状提示尺神经病变，背侧桡侧症状提示桡神经感觉支病变。正如此病例，患者通常很难描述感觉症状的确切位置。此外，还有一些肌肉骨骼性病变也具有阳性感觉症状。同时存在的肌肉骨骼病变和局灶性压迫综合征并不少见。

腕桡侧部的肌肉骨骼疼痛来源包括腕桡部、舟–大多角骨、掌–大多角骨、舟–大多角–小多角骨、舟–月骨关节、韧带、第一背侧伸肌柱（APL，EPB）和拇长伸肌的病变。

系统性的触诊对明确局部病变是有用的。不同的刺激方式可以应用于区分邻近的结构。掌腕关节研磨试验（轴向负重时第一掌骨旋转）可再现掌腕关节疼痛，同时向尺侧拉伸可加重狭窄性腱鞘炎症状。肌肉的抵抗性收缩（无关节运动）也有助于区分疼痛来源于关节结构或肌腱/腱鞘。

在舟骨远端按压时（施向背侧的压力），同时做腕关节尺桡偏斜（舟骨移位试验），会感觉到舟骨移动，重现由舟骨不稳定引起的症状。

旋前位旋后伴有腕关节尺偏位移时疼痛再现，为尺骨三角骨嵌顿综合征特殊体征，因为旋后缩小了尺骨和三角骨之间的间隙。

触诊鉴别也是有用的。腕部远端横纹处舟骨结节的压痛可能提示舟骨的骨性病变。舟大小多角关节位于舟骨的远端（图5.2）。大多角骨–第一掌骨关节很容易从第一掌骨的近端触及，因其位于纵向的位置，形状类似于肩膀。

豌豆骨位于腕远端横纹尺侧，与舟骨远端相对。豌豆骨的压痛可能表明尺侧腕屈肌的起止点病变或豌豆三角关节病。豌豆骨研磨（压力下运动）可再现豌豆骨疼痛，相较于持续腕屈曲和尺侧偏时更严重的疼痛，更可能是尺侧腕屈肌肌腱病变。触诊尺骨茎突远端的中央凹对三角纤维软骨复合体损伤的诊断是有用的。

感觉异常表明涉及感觉神经通路，但通常在神经纤维的大小上并无特异性。针刺感、灼烧感提示小纤维受累，而本体感和轻触感的丧失提示大纤维受累。

电诊断可以用于评估亚临床/轻度运动缺陷或者症状来自粗的感觉纤维。电诊断除了可以定位病变外，还可以将病变定性为轴突、脱髓鞘或混合型病变，从而指导治疗，评估严重程度和判断预后。对于这个病例，电诊断评估感觉异常可能是有用的。

在这个病例中缺少相应危险因素，感染或恶性肿瘤作为潜在原因风险更低，但也不能完全排除。如果有任何怀疑，应进行影像学（至少行X线检查）和实验室检查（ESR和CRP）来评估。

客观数据

> 全血细胞计数：在正常范围内。
>
> 全部生化代谢：在正常范围内。
>
> 腕部X线片：三角纤维软骨复合体有钙化，第一掌骨与大多骨关节间隙变窄，无骨折或脱位，无硬化或溶解性病变。
>
> 神经传导及针肌电图均为阴性。
>
> ESR和CRP：在正常范围内。
>
> 附加血清学检查（类风湿因子，抗环瓜氨酸肽抗体，抗核抗体，尿酸）：在正常范围内。

实验室检查和影像学检查，对于常见肌肉骨骼疾病最初的治疗通常是不必要的。然而，在出现危险因素或最初的保守治疗疗效不满意的情况下，影像学检查可能是有用的。影像学可以显示以前的创伤，特别是对于有骨折危险因素的病例。对于有严重创伤，保守治疗后仍有慢性疼痛，或病情呈进行性加重的患者，影像学检查是必须的。结合临床资料，如果每个病例都有特异性标志物，那么血液检查和影像学检查是非常有用的。

在这个病例中，实验室和影像学资料有助于进一步缩小鉴别诊断范围。如果在先前的损伤或创伤后，仍有持续疼痛，但初次X线片未能显示任何病理性改变，则需要进一步的影像学检查，如MRI，以评估髓内病变、慢性骨坏死和软组织病变。MRI是慢性腕部疼痛的金标准，具有高度的敏感性。然而，影像学发现可能并不总是与临床表现相关。因此，根据患者的症状和体征来解释异常的影像学表现是很重要的。其他制约因素包括高成本、有门槛限制和不能动态评估（在传统设置中）。对关节内病变的评估通常需要MRI关节造影，其敏感性较高。CT较少使用，因其评估软组织的能力有限。CT可用于骨折评估和术前规划。

随着肌肉骨骼超声（US）在门诊的应用越来越多，对于手部和腕部疾病，还可用床旁超声进行引导注射。超声有助于评估肌腱/腱鞘、浅表关节/滑膜、韧带和周围神经等软组织病变。

这例患者，尺侧腕部没有疼痛，钙化三角纤维软骨复合体为疼痛来源的可能性较小。三角纤维软骨复合体的钙化可能发生在退行性过程或软骨钙化病中。

X线表现为典型的退行性改变，累及大多角骨–第一掌骨关节，这是手和腕关节中骨关节炎最常见的部位。X线片易忽略轻微或早期的病变，但如果X线片上无任何警示特征和溶骨性或成骨性表现，则不考虑骨肿瘤或转移性疾病。由于缺乏危险因素，并ESR和CRP水平正常，感染可被排除。

神经传导研究（NCS）和针式肌电图试验对腕部局部卡压的神经病变具有敏感性和特异性。因此，阴性结果足以排除局灶性神经卡压病变，其可作为刺痛的潜在病因。注意，神经传导研究在评估小纤维病变时受限，而针式肌电图在评估轻度颈椎神经根病变时受限，除非累及神经根的轴突和运动节段。临床上，本病例鉴别诊断为神经根型颈椎病的可能性很小，因为患者没有出现任何颈部疼痛、臂放射疼痛、特定神经根分布的运动或感觉障碍。

病理和生物力学综述

大多角骨与第一掌骨（第一掌腕）关节是一个鞍状关节，缺乏骨性稳定性，在多条韧带的稳定下可以自由运动。鞍状关节结构有三个运动弧线：外展–内收（垂直于掌面），屈伸（平行于掌面），对位（屈伸和外展）–复位。斜韧带和桡背韧带的稳定作用，主要可用来抑制背桡半脱位（图5.3）。

对掌时产生轴向旋转，增加了大多角骨与第一掌骨（第一掌腕）关节

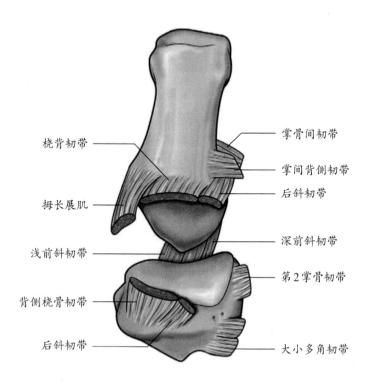

图5.3　大多角掌骨关节。铰接开放视图显示静态和动态稳定的马鞍状关节。(From P.M. Fox, B.T. Carlsen, S.L. Moran. Osteoarthritis in the hand and wrist, In: Plastic Surgery: Hand and Upper Extremity, vol 6, 4e, Elsevier, London, 2018, 440–477.)

的压应力。屈曲内收也增加了关节的压缩力，特别是在掌侧关节面。

　　拇指与示指侧夹，使关节压力增加12倍。拇指反复夹捏可增加患症状性关节疾病的风险。反复负重可导致关节过度松弛进而引起滑膜发炎，而剪切力则导致关节磨损和关节狭窄。第一掌骨骨赘与背桡侧半脱位可能发生。

　　掌骨基部的半脱位，伴随拇内收肌失对掌作用，导致握力渐进性减弱（例如，伸手去握罐子时）。

　　43%的掌腕关节炎患者同时存在腕管综合征。虽然确切的机制尚不清楚，但目前的研究表明，掌腕关节炎的滑膜炎可能会引起屈肌腱鞘炎[14]。由于腕横韧带与大多角骨嵴相连，大多角骨周围解剖的改变可影响腕管内压力[15]。

大多角骨/第一掌骨骨关节炎的临床症状和体征

患者表现为桡侧手和拇指隐匿性疼痛。书写、手持、转动门把手和使用剪刀等动作时会加重疼痛。功能受限程度因患者的职业和爱好而异。

疼痛可以是间歇性的钝痛，也可以是持续的锐痛。在后期，疼痛可能不局限于关节部位。拇指可能会因继发于疼痛而出现轻度无力。

在孤立性骨关节炎中，除了拇指轻度无力外，特别是对掌（外展和屈曲）时，神经系统检查是阴性的。然而，肌肉力量也会受到周围神经卡压病变的影响，如腕管综合征和肌腱撕裂。

应当特别注意第四指的感觉分裂现象（局部正中神经卡压神经病变）和大鱼际隆起的感觉缺失（由手掌皮神经支配，经腕横韧带浅层穿行）。

除非周围神经损伤或上运动神经元损伤同时存在，否则深肌腱反射正常。深肌腱反射的丧失对诊断颈椎神经根病有帮助。Hoffman征通常为阴性，除非伴有上运动神经元疾病，如颈部脊髓病、运动神经元疾病或多发性硬化症。

影像学研究

X线片可用于识别退行性关节病，相比其他关节病（如类风湿关节炎或晶体沉积病）更有用（表5.2）。拇指的典型X线片包括三种成像，前后位、侧位和斜位摄片。对于特定的解剖结构有不同的成像，如评估大多角掌骨半脱位程度的基底关节应力成像，以及可以量化基底关节高度的指侧捏成像（侧捏给予轴向载荷）[16]。这些额外的成像方式通常用于手术或术后随访。几种基于图像的分类系统是可用的。Eaton和Littler提出的标准被广泛应用，即Ⅰ期关节软骨正常，关节间隙增宽，Ⅳ期有明显的第一掌腕关节

表5.2　腕部和手部常见X线表现

骨关节炎	关节间隙变窄，骨赘，软骨下硬化，囊变
类风湿关节炎	近关节周围骨质疏松，边缘侵袭，关节间隙变窄，半脱位，关节周围软组织肿胀
痛风	近关节侵袭表现为"穿孔"外观，边界硬化，悬垂样边缘和软组织痛风石
钙结晶沉积病	钙晶体沉积软组织内（软骨及三角纤维软骨复合体内） 在分布区内关节间隙变窄，骨赘和软骨下囊肿的非典型性骨关节炎（如掌指关节）
银屑病性关节炎	"铅笔帽"畸形（肿大的末节指骨基部伴中节指骨头破坏），肢端骨溶解，全指软组织肿胀（"香肠指"）
狼疮性关节病	无侵袭性关节半脱位，关节间隙狭窄，关节周围骨质疏松
化脓性关节病	初期X线影像正常，或关节周围软组织肿胀和（或）关节间隙增宽伴渗出 进展：关节间隙变窄，界限不清的侵袭，囊内未覆盖骨边缘侵袭破坏
神经性关节病	初期：正常X线影像 进展（可能非常快）：严重的软骨丧失 软骨下骨碎裂伴病理性骨折–关节结构丧失和关节皮质骨丢失

From S.W. Lee, Musculoskeletal injuries and Conditions: Assessment and Management. Demos Medical, New York, 2017.

退化伴舟骨–大多角骨关节退行性变[17]。超声是一种可用于初始评估的工具。在诊所，床旁超声可以用来诊断和评估、鉴别诊断。在评估软组织、关节积液、骨赘和软骨钙质沉着病时，超声可用于掌腕关节和相邻关节。超声也可显示局部性神经卡压，如腕管综合征或腱鞘炎（如狭窄性腱鞘炎）[18]。

讨论

　　鉴别诊断应考虑两个特殊的因素。必须排除炎性疾病（风湿病）和感染性疾病（骨髓炎）。除单侧腕部以外的全身特征，以及危险因素如发热、寒战、癌症史等，都应该进一步明确。

对于炎症性关节病，特别是类风湿关节炎，应早期全身治疗，减缓疾病进展。如果缺乏全身特征，血清学检查阴性（类风湿因子阴性，抗循环瓜氨酸肽抗体阴性，抗核抗体阴性），影像学检查阴性，可以排除类风湿关节炎。

影像学上进展程度有助于评价预后。推荐将保守治疗作为一线疗法。虽然现有的研究有限，但大多数作者认为非手术治疗对于第一掌腕骨关节炎是有效的。推荐采用多模式治疗方案，包括物理治疗、夹板治疗、药物治疗和高质量保守治疗失败后的外科干预。

急性期

在炎症期，短期的抗炎疗程（非处方药或处方药）可能是有益的。非处方贴剂或乳膏（水杨酸盐、利多卡因或辣椒素）可用于减轻疼痛。在晚上或休息时使用非处方拇指的人字形夹板可以帮助缓解症状。通常患者会使用或购买错误的夹板，这可能会增加第一个掌腕关节的活动范围，限制相邻关节（如腕部）的活动，从而加重症状。有必要通过医学知识普及来改变这类刺激病情的行为。

短疗程的对乙酰氨基酚和非甾体抗炎药（NSAID）可以帮助控制疼痛。有心血管、肾脏和胃肠道疾病的患者，在服用NSAID时应注意相关风险。

曲马朵，一种弱阿片类镇痛药，被认为是一种潜在的替代非甾体抗炎药的药物，因其心血管和胃肠道风险更低，处方者应该意识到曲马朵可能与骨关节炎患者的死亡率增加有关[19]。

强麻醉镇痛药、肌肉松弛药、抗抑郁药和抗惊厥药很少被用于手部骨关节炎。应避免长期使用阿片类镇痛药。

1. 物理治疗

应依据物理治疗（或手法治疗）方案评估日常生活活动（ADL）、辅助日常生活、适应性设备、恢复活动范围、贴扎、关节活动、神经动力学治疗、矫形器配置，加强手部肌肉锻炼。方法包括热、电刺激和超声，可以暂时缓解疼痛。预防措施包括要防止冷或热相关的损伤。一旦患者的疼痛得到缓解和有充分的运动范围，就要逐步加强力量锻炼。在运动范围完全恢复前，可以进行一些肌肉等长练习。一项系统综述表明，对抗性力量训练对缓解轻度关节疼痛有效，但对手功能或握力无效[20]。多模式治疗比单模式治疗对第一掌腕关节骨关节炎的患者更有效[21]。

2. 注射

关节内类固醇注射无论有无超声引导都可以缓解疼痛。关节内类固醇注射的短期和长期优势尚无定论。其他注射包括透明质酸，6个月后可能比类固醇注射镇痛更有效[22]。在掌腕关节注射富血小板血浆的证据有限。

3. 推荐手术

如果患者经过至少6个月的非手术治疗仍无疗效，伴有功能丧失的疼痛和功能下降，可以考虑推荐手外科手术。手术干预包括肌腱滑移和肌腱植入的韧带重建、关节镜手术、全大多角骨切除、外展伸直截骨术或全关节置换术。Cochrane综述未能证实在疼痛和功能方面，哪一项技术更有优势[27,28]。术后康复的重点是获得外展功能。

总结

患者表现为慢性优势侧腕部疼痛，随着时间的推移逐渐加重，未累及其他关节，无警示特征，感觉症状不明确，临床体征明显，包括掌腕关节研磨试验阳性。由于慢性疼痛，对患者行影像学检查，并用肌电图评估感觉。X线片表现与临床表现一致，第一腕掌关节受累为骨关节炎，X线片上分期为初期。

患者接受了非处方NSAID、对乙酰氨基酚、非处方拇指夹板的疼痛治疗，并接受了减少危险因素的教育。在6周随访时，症状有所改善，但仍主诉有明显的疼痛。关节内注射类固醇，随后进行短期的物理治疗。物理治疗包括关节活动、大鱼际和拇指内在肌的渐进对抗性力量训练、用热成型材料制作长拇指人字形夹板、辅助性日常生活锻炼、适应性设备评估、生物力学教育和家庭锻炼计划。患者对这些项目反馈良好。在3个月后的随访中，患者维持无痛状态，日常活动有所改善，仍然坚持在家锻炼。

要点

■ 对仅有腕部疼痛的患者需采用系统方法仔细评估。基于疼痛的特点和部位，有不同的路径方法可以运用。

■ 详细的病史和体格检查，结合影像学、血清学试验、肌电图检查可以确诊。

■ 绝大多数腕部功能失调者对保守治疗反应良好，特别是有正确诊断和治疗方式的患者。

临床精粹

　　大多角骨–第一掌骨（腕掌关节）是一种鞍状关节，包括三个方向的运动：外展–内收（垂直于掌平面），屈伸（平行于掌平面），对掌（屈伸和外展）–复位。

　　常见的肌肉骨骼疼痛产生在腕部桡侧，包括第一掌腕关节病、掌指关节病、舟月骨韧带损伤和狭窄性腱鞘炎。

　　多模式疗法，包括拇指人字形夹板、力量训练、器械适应性训练和活动范围改善，可以有效治疗第一掌腕关节病。

（唐勇　译　漆伟　校）

参考文献

1. J.M. Daniels 2nd, E.G. Zook, J.M. Lynch, Hand and wrist injuries: Part II. Emergent evaluation, Am. Fam. Physician 69 (8) (2004) 1949–1956.

2. J. Yao, M.J. Park, Early treatment of degenerative arthritis of the thumb carpometacarpal joint, Hand Clin. 24 (3) (2008) 251–261, v-vi.

3. J.S. Smolen, D. Aletaha, I.B. McInnes, Rheumatoid arthritis, Lancet 388 (10055) (2016) 2023–2038.

4. D. Aletaha, T. Neogi, A.J. Silman, et al., Rheumatoid arthritis classification criteria: an American College of Rheumatology/European League Against Rheumatism collaborative

initiative, Arthritis Rheum. 62 (9) (2010) 2569–2581.

5. C.T. Ritchlin, R.A. Colbert, D.D. Gladman, Psoriatic arthritis, N. Engl. J. Med. 376 (10) (2017) 957–970.

6. M.S. Day, D. Nam, S. Goodman, E.P. Su, M. Figgie, Psoriatic arthritis, J. Am. Acad. Orthop. Surg. 20 (1) (2012) 28–37.

7. H.J. Benjamin, S.C. Engel, D. Chudzik, Wrist pain in gymnasts: a review of common overuse wrist pathology in the gymnastics athlete, Curr. Sports Med. Rep. 16 (5) (2017) 322–329.

8. D. Cross, K.S. Matullo, Kienbock disease, Orthop. Clin. North Am. 45 (1) (2014) 141–152.

9. M.J. Simon, P. Pogoda, F. Hövelborn, et al., Incidence, histopathologic analysis and distribution of tumours of the hand, BMC Musculoskelet Disord 15 (2014) 182.

10. W.D. Middleton, V. Patel, S.A. Teefey, M.I. Boyer, Giant cell tumors of the tendon sheath: analysis of sonographic findings, AJR Am. J. Roentgenol. 183 (2) (2004) 337–339.

11. O.I. Franko, R.A. Abrams, Hand infections, Orthop. Clin. North Am. 44 (4) (2013) 625–634.

12. H.C. Tong, A.J. Haig, K. Yamakawa, The Spurling test and cervical radiculopathy, Spine 27 (2) (2002) 156–159.

13. S. Shabat, Y. Leitner, R. David, Y. Folman, The correlation between Spurling test and imaging studies in detecting cervical radiculopathy, J. Neuroimaging 22 (4) (2012) 375–378.

14. C.P. Melone Jr., B. Beavers, A. Isani, The basal joint pain syndrome, Clin. Orthop. Relat. Res. 220 (1987) 58–67.

15. K. Lutsky, A. Ilyas, N. Kim, P. Beredjiklian, Basal joint arthroplasty decreases carpal tunnel pressure, Hand (N Y), 10 (3) (2015) 403–406.

16. O.A. Barron, S.Z. Glickel, R.G. Eaton, Basal joint arthritis of the thumb, J. Am. Acad. Orthop. Surg. 8 (5) (2000) 314–323.

17. A.E. Van Heest, P. Kallemeier, Thumb carpal metacarpal arthritis, J. Am. Acad. Orthop. Surg. 16 (3) (2008) 140–151.

18. D.M. Melville, M.S. Taljanovic, L.R. Scalcione, et al., Imaging and management of thumb carpometacarpal joint osteoarthritis, Skeletal Radiol. 44 (2) (2015) 165–177.

19. C. Zeng, M. Dubreuil, M.R. LaRochelle, Association of tramadol with all-cause mortality among patients with osteoarthritis, J. Am. Med. Assoc. 321 (10) (2019) 969–982.

20. N.E. Magni, P.J. McNair, D.A. Rice, The effects of resistance training on muscle strength, joint pain, and hand function in individuals with hand osteoarthritis: a systematic review and meta-analysis, Arthritis Res. Ther. 19 (1) (2017) 131.

21. M. Ahern, J. Skyllas, A. Wajon, J. Hush, The effectiveness of physical therapies for patients with base of thumb osteoarthritis: systematic review and meta-analysis, Musculoskelet. Sci. Pract. 35 (2018) 46–54.

22. S. Fuchs, R. Mönikes, A. Wohlmeiner, T. Heyse, Intra-articular hyaluronic acid compared with corticoid injections for the treatment of rhizarthrosis, Osteoarthritis Cartilage 14 (1) (2006) 82–88.

23. R. Shereen, M. Loukas, R.S. Tubbs, Extensor digitorum brevis manus: a comprehensive

review of this variant muscle of the dorsal hand, Cureus 9 (8) (2017) e1568–e1568.

24. S. Badhe, J. Lynch, S.K. Thorpe, L.C. Bainbridge, Operative treatment of Linburg-Comstock syndrome, J. Bone. Joint. Surg. Br. 92 (9) (2010) 1278–1281.

25. P. Saffar, Chondrocalcinosis of the wrist, J. Hand Surg. Br. 29 (5) (2004) 486–493.

26. A.K. Rosenthal, L.M. Ryan, Calcium pyrophosphate deposition disease, N. Engl. J. Med. 374 (26) (2016) 2575–2584.

27. A. Wajon, T. Vinycomb, E. Carr, I. Edmunds, L. Ada, Surgery for thumb (trapeziometacarpal joint) osteoarthritis, Cochrane Database Syst. Rev. 2015 (2) (2015) CD004631.

28. G.M. Vermeulen, H. Slijper, R. Feitz, S.E. Hovius, T.M. Moojen, R.W. Selles, Surgical management of primary thumb carpometacarpal osteoarthritis: a systematic review, J. Hand. Surg. Am. 36 (1) (2011) 157–169.

第6章

髋关节疼痛

Se Won Lee, Patrick Mahaney

病例资料

患者，男，32岁，因"右髋关节疼痛"就诊于物理医学与康复诊所。患者主诉在过去的3个月，右髋关节疼痛逐渐加重，并且位于腹股沟深处。腹股沟间歇性疼痛超过1年，否认有任何损伤或外伤史。周末长时间走路和踢足球后疼痛会加重，并于2个月前停止踢足球。口服非处方药对乙酰氨基酚和布洛芬可暂时缓解病情。右侧大腿后方有间歇性疼痛，影响睡眠。否认感觉麻木、刺痛、局部无力或反复跌倒。同时伴有间歇性的右膝疼痛和间歇性中下腰椎疼痛。该患者是由保健医生推荐就诊的。

既往史：无高血压、糖尿病、高胆固醇、发育迟缓或儿科骨科病史。

个人史：公务员，与妻子住在3楼，有电梯。坚持在社区公园慢跑（大约每周20英里，1英里≈1.61 km），由于疼痛，周末停止踢足球。

手术史：无。

过敏史：无已知的药物过敏。

药物：偶服用布洛芬400 mg。

生命体征：血压130/76 mmHg；呼吸频率16次/分；心率75次/分；体温36℃；身高176 cm；体重74.3 kg；BMI 24.9 kg/m^2。

一般情况：体形匀称，无严重的疼痛。警觉，对人、地点和时间都很敏感。

四肢：无水肿，无皮疹，无红斑，无手术瘢痕，无开放性伤口。

神经肌肉骨骼检查

下肢检查：无明显畸形，无明显肌肉萎缩。

腰椎活动范围：在功能范围内。

运动检查：右髋关节屈曲外展功能因疼痛受限，其余 ROM 正常。

深反射：双侧股四头肌和小腿三头肌（2+）。

感觉检查：轻触和针刺双下肢全部皮肤感觉正常。

张力：正常。

步态：疼痛保护性步态。

刺激试验

直腿抬高试验：阴性。

降落试验：阴性。

骶髂关节分离试验（4 字试验）（屈曲、外展和外旋）：腹股沟疼痛。

梨状肌紧张试验（用于梨状肌综合征）：阴性。

屈曲、内收、内旋（FAIR）：腹股沟疼痛。

跟臀试验：右侧股直肌紧绷。

改良托马斯试验：未见明显髋部屈曲挛缩，髋部对称。

大转子无压痛。

髂后上棘：无压痛。

综合讨论

最初的重点应该是区分局部肌肉骨骼的状况，如髋关节关节内外的复杂病变以及其他相关疾病，如腰椎或骶髂关节病变。虽然这两种情况经常并存，但为了治疗的效果，最好能够确定主要的病因或疼痛产生的原因。

人口统计学信息，如年龄、性别和腹股沟疼痛的详细信息（特别是疼痛的位置、损伤机制、加重和缓解因素）有助于缩小鉴别诊断的范围。系统回顾和既往史也可以提供有价值的信息。

对局部肌肉骨骼病变可根据疼痛部位进行分组（表6.1）。腹股沟区域根据腹股沟三角划分，由髂前上棘、耻骨结节和髂前上棘与髌骨上极之间的中线构成[1]。疼痛的特征有助于区分神经性疼痛和肌骨性疼痛（伤害性疼痛）。该患者没有典型的从腰背部至腹股沟的放射性疼痛，也没有感觉障碍，疼痛来源更倾向于局部肌肉骨骼病变。患者年龄小，退行性骨关节炎（OA）可能性小，但是也不能排除这种可能性。

体格检查可以集中在神经肌肉系统检查，包括肌肉萎缩检查，评估局部运动肌群，观察无力的肌肉有无变形，若有变形则表明慢性肌肉力量的

表6.1　基于疼痛部位和最大压痛的髋关节局部病变

位置	病变和特点
上方	腹直肌疝 运动员疝
外侧	股骨颈骨折：内旋和活动时出现疼痛，通常重度骨质疏松的老年人或有潜在危险因素的应力性骨折，常无外伤史 大转子滑囊炎，臀肌病变/撕裂，髂胫束近端Morel-Lavalee损伤 感觉异常性股痛；轻微创伤/刺激（如腰带或体重的增加或减少）
内侧（耻骨结节）	耻骨应力性损伤（耻骨炎）、退行性耻骨联合：爬楼梯会加重疼痛 耻骨下支损伤（包括应力性骨折）：跳跃 腹直肌肌腱止点炎 内收肌/股薄肌撕脱骨折/止点炎/肌腱连接处病变[30] 髂腰肌外侧纤维化：高强度运动后反复出现的大腿不适（如骑自行车）
腹股沟三角区	髂腰肌肌腱病变/撕裂，髂耻骨滑囊炎 股直肌钙化性肌腱炎，肌腱连接处撕裂 髋关节骨关节炎 股骨小转子撞击/盂唇病变：青少年 股骨头骨骺滑脱：青少年 药物性股骨头缺血性坏死及Perthes病（12岁以下儿童） 生殖股神经和股内侧皮神经病变：神经痛 股疝：耻骨结节下内侧疼痛的肿块

From S.W. Lee, Mu, Musculoskeletal Injuries and Conditions:Assessment and Management, Demos Medical, New York, 2017; N.E. Magne, P.J. McNair, D.A. Rice,The effects of resistance training on muscle strength, join pain, and hand function in individuals with hand osteoarthritis; a systematic review and meta-analysis, Arthritis Res, Ther, 19(1)(2017) 131.

失衡，评估皮肤区域或周围神经分布区域的感觉缺失（轻触觉、本体感受、针刺觉和温度感觉），以及深反射。

腹股沟区的局灶性神经功能缺损症状可由腰神经根（L1~3）、腰丛及其分支的病变来解释，如髂腹下神经、髂腹股沟神经、生殖股神经单神经病变，或与肌肉相关的病变（肌病、多发性风湿病，可能是盆底功能障碍与功能缺失）。在有些情况下，疼痛也来自肌肉骨骼的病变（如关节突关节疼痛或肌筋膜疼痛综合征），可被视为阳性感觉症状。

鉴别诊断

1.髋关节骨关节炎（OA）

髋关节OA很常见，特别是在老年人群中，髋关节OA的发病率高达27%[2]，这种关节炎在女性群体中比在男性、白种人以及非洲裔美国人群体中更容易发病。OA的疼痛通常并不明显，最常见的是在腹股沟，但也可能是在髋关节周围[前方，侧面和后部（高达71%的髋关节OA患者有臀部疼痛）]，可能会有下肢痛[3,4]。这种疼痛会因长时间站立、行走、上楼梯或长时间的负重活动而加重，但这种疼痛并不是OA特有的。

2.髋关节撞击综合征

在活跃的年轻和中年人群中，髋关节（股臼）关节撞击是由形态异常[股骨头颈交界处和（或）髋臼]引起的一种疾病。由于这些解剖形态异常在无症状的年轻人群中普遍存在，将这种解剖异常形态与患者的症状关联起来比较困难。其表现与髋关节OA类似，有腹股沟和臀部疼痛，也有可能是下背部、大腿前部和膝关节疼痛。以C型手势描述疼痛位置，即手掌在髂前上棘（ASIS）形成字母C，拇指朝向髂后上棘（PSIS），手掌放在髋关节外侧，这是股骨髋臼关节病变（如撞击综合征）的经典描述方法，但这种手势/病史方面的整体诊断的有效性还有待商榷[5]。髋关节撞击综合征常常伴有盂唇撕裂和软骨缺损，这需要进行高级的影像学检查。髋关节的活动（蹲下或坐下）可以因疼痛而受限，可以通过如髋关节的屈曲、内收和内旋（FADIR）来进行检查[6]。

3.强直性脊柱炎

表现为腹股沟、胫骨和（或）臀部疼痛，常伴有长时间的僵硬。活动后疼痛缓解。多发性/双侧关节受累、疲劳和其他全身症状是常见的。不同的炎性关节病对髋关节的受累程度是不同的。例如，强直性颈椎病通常累及髋关节（＜50%），伴有腰背部/臀部疼痛，但银屑病关节病和痛风很少累及髋关节[7]。

4.盂唇损伤

这种损伤没有任何症状，但先进的影像学成像可以显示出来，因此，往往很难将影像学发现与患者的表现联系起来。结合相关病史和髋关节撞击试验，对诊断有很大帮助。诊断性髋关节注射试验也是有帮助的。最易受影响的位置是前上唇，因为髋关节屈曲和内旋时的应力经常发生在旋转活动。患者髋关节可能会出现"砰"的一声，伴弹响，腹股沟或臀部疼痛，这取决盂唇撕裂的位置[8]。

5.缺血性坏死

如果有外伤史、放射线、镰状细胞病、使用类固醇、酗酒等危险因素，应将缺血性坏死列入鉴别诊断，发病高峰期为20~50岁（最常见于30岁左右），男性比女性更常见（这一结果因研究而异，在一些研究中，男女发病率是相等的），而且常常是双侧疼痛（40%~80%）[9]。疼痛通常在发病时不明显，逐渐恶化，最终成为持续性疼痛。负重活动和髋关节的活动范围（尤其是内旋）可能会疼痛且受限。由于它的表现与其他髋关节病变的症状相似，因此，需要格外谨慎，这些表现往往可以从病史中的危险因素中得知。这使得影像学研究可以对坏死进行诊断。要注意的是，早期的缺血性坏死症状（无股骨头塌陷）在普通X线片上可能被漏诊（敏感性低至41%）[10]。

6.拉伤和扭伤

如果之前有外伤和损伤，在排除骨折后，拉伤和扭伤可被怀疑为潜在的病因。通常情况下，影像学检查均为阴性。根据损伤的机制和疼痛的位置，如果分别鉴别检查髋部的各种肌肉，就可以很容易地确定肌肉损伤的位置，这与肩部的肩袖的处理方法一致。在严重的肌肉拉伤或撕裂中，可以出现瘀斑。检查可以是非特异性的，但肌肉、肌腱、韧带的压痛可以帮助明确诊断。通常情况下，除了皮神经（通过覆盖/邻近肌腱或韧带）受到刺激外，通常不会产生神经症状。

7. 转子滑囊炎（大转子疼痛综合征）

髋关节疼痛是最常见的来源之一，患病率高达5.6‰，女性比男性更常见，发病高峰为40~60岁。滑囊炎可以在有/无任何损伤或外伤的情况下发生。下肢不等长，骨盆倾斜，在斜坡上跑步和肥胖都是危险因素[11]。疼痛通常发生在大转子稍后方（臀大肌下囊所在）。臀中肌肌腱病、撕裂或撕脱可在类似区域产生压痛。患者常主诉有症状侧入睡困难。50%的患者主诉疼痛发生在大腿外侧。爬楼梯和长时间走路会加重疼痛[11]。

8. 其他滑囊炎

髂腰肌滑囊炎的疼痛通常位于前部（腹股沟），而坐骨滑囊炎的疼痛通常位于后部（臀部）；弥漫性或难以定位的深层疼痛也时有发生。髂腰肌滑囊炎的疼痛可因髋关节屈曲的运动而加重，如爬楼梯和起立时。髋关节运动时可能会有弹响征，伴或不伴疼痛[12]。疼痛可能放射至大腿或膝关节。坐骨滑囊炎在坐立时加重（尤其是坐在较硬的表面上），在体形消瘦的人群中更为常见，体形消瘦的人在坐着的时候，臀大肌围绕臀部滑囊向上滑动，坐骨结节和皮肤之间的摩擦会增加[13]。

9. 应力性骨折

近期运动量的增加可能会引起应力性骨折。如有女运动员三联征（月经不调或闭经、饮食失调和骨质疏松）危险因素，或生物力学上的缺陷（如下肢不等长、髋内翻等），应进行低剂量影像学研究和进一步检查。与负重活动有关的疼痛，通常表现在腹股沟区，疼痛会随运动增加逐渐加重，但有时候也会在夜间产生痛感。做过伸试验、单腿跳跃和支点试验时疼痛明显。通常情况下，体格检查是没有特异性的。确定应力性骨折的位置对其治疗和预后很重要。股骨近端骨小梁有着较为特殊的布局，内侧骨小梁系统用于承受垂直压力，外侧骨小梁系统用于承受身体重量的剪切力和地面反作用力（因此很有可能需要手术干预）。

10.腰椎骨关节炎

腰椎关节突关节引起的疼痛在老年患者中最为常见，疼痛多发生在下腰段，或放射到臀部及腹股沟区域，屈伸及旋转腰部疼痛时，疼痛明显加重。屈曲比伸直时疼痛更加明显。除了阳性症状（疼痛及刺痛）外，患者神经症状不明显。神经症状多发在腰椎椎管狭窄的患者中。

11.椎间盘源性腰痛

急性椎间盘突出可导致神经根受压，L5~S1神经根发生率较低。当腰椎退行性变或融合导致下腰段活动减少时，发病率增加。很难区别L2/L3神经根病变与腰丛神经根病变[14]。在1%的糖尿病患者中，神经根损伤的初期会出现典型腰椎神经根病的症状，会累及股神经及坐骨神经，并可累及双侧神经，出现体重减轻的症状。在所有的病例中，初期患者表现为严重的疼痛，疾病后期疼痛消失，进而表现为无力。

12.恶性肿瘤

如果患者有癌症或转移癌病史，应进行鉴别。患者多表现为夜间痛，特别是仰卧位时疼痛更明显，持续性疼痛可伴有明显的全身症状，包括体重减轻、乏力、疲劳等[15]，此时应该行MRI检查来明确诊断[16]。

13.化脓性关节炎/骨髓炎

在青少年人群中最为常见（发病率为4.6/100 000）[17]，最初多为非特异性疼痛，疼痛多引起功能活动受限及不适，对于有药物依赖、血红蛋白减少或免疫功能缺陷的患者应该加以重视及怀疑[18]。

病例讨论

一例活动量大的年轻患者，髋关节反复疼痛数月，提示有慢性发作的病因。由急性创伤或血管损伤引起的可能性较小。因为非甾体抗炎药（NSAID）治疗神经性疼痛无效，多提示为肌肉骨骼病变而不是神经病变。肌肉骨骼病变可分为局部肌肉骨骼病变和髋关节疼痛的外周病变（如腰椎、骶髂关节复杂病变等）。在局部病变中，根据压痛最明显的位置，病变的位置可以进一步缩小（表6.1），退行性髋关节炎在该类患者组中较为少见。其发病可能由活动大、肌腱病、劳损、扭伤、滑囊炎、软骨退行性变或其他机械性原因（髋臼撞击综合征）所引起。间歇性大腿疼痛及膝关节疼痛表明是膝关节或髋关节病变所引起的疼痛。

及时发现血清学检查及影像学检查的危险指标是非常关键的，可用来评估炎症关节病、结缔组织病、感染、肿瘤或癌症。如果怀疑有以上疾病，当首次影像学检查或血清学检查无法诊断时，就需要进一步完善检查。

客观数据

> 来自首诊的保健医生。
>
> 全血-白细胞计数$6.0 \times 10^9/L$；血红蛋白124 g/L；在正常值范围。
>
> 代谢指标：在正常范围。
>
> 血小板：在正常范围。
>
> 影像学检查：双髋正位X线片和蛙位X线片正常。
>
> 未见明显关节间隙变窄或骨赘。
>
> 骶髂关节正常，无硬化及融合。
>
> L4/L5和L5/S1节段脊柱退行性变，下腰椎小关节退行性变。

上述影像学检查及实验室检查结果有助于进一步缩小鉴别诊断范围，由于影像学未见明显骨关节炎及骨破坏、溶解及硬化病变，中度至重度骨关节炎及转移性病变可能性较小，但X线片无法完全排除轻度骨关节炎及骨性畸形、软组织疾病和部分早期软组织肿瘤。

血细胞计数及代谢指标均正常，无白细胞升高，感染可能性极低，如怀疑血沉升高，可以考虑加做ESR和CRP。如果有性病，可以加做传染病检查。

如果怀疑髋关节病变，平片无法显示病变，可以加做MRI检查，MRI可以发现骨异常及关节周围软组织病变（骨囊肿，韧带软组织异常），其他X线片检查（DUN位/改良DUN位片）对于评估轻微的骨畸形也是有帮助的，例如，髋关节撞击综合征，CT检查可以用来评估骨折及帮助制订术前计划。

越来越多的医生用超声检查评估髋关节疾病，超声评估是高效的，同时对于一些病理改变是有帮助的。例如，髋关节滑囊炎、关节积液、肌腱病、钙化性肌腱炎及滑膜囊的病理改变。

腰椎病理改变非常常见，多合并髋关节痛。或者，它也是引起髋关节周围疼痛（放射性疼痛）的原因。脊柱X线片多表现为下腰段退行性变，局部神经反射减退，腰背痛。然而该患者缺乏典型的下腰段疼痛及缺乏局部神经损伤的临床症状，腰背痛明显时，这时应考虑是由L4/S1节段引起而不是L2/L3节段引起，腹股沟疼痛是由L2/L3节段引起，但不能完全排除其他神经病变，如腰丛病、神经根丛病（肌萎缩）、闭孔神经及股神经病和肌肉疾病，但临床发生的可能性低。

否则，初期治疗可以以保守治疗为主。

其他客观数据

因为患者首诊时想知道明确病变，要求做MRI检查，随后首诊医生予以MRI检查。髋关节MRI显示轻度关节积液。髋关节前方的股骨头及股骨颈过渡区畸形，股骨颈干角65°，前盂唇撕裂，未见其他骨质及软组织病变。

髋臼撞击综合征的病理学及生物力学

髋关节是由股骨头和髋臼组成的球窝关节，髋臼覆盖股骨头的2/3。股骨头与髋臼的一致性有助于髋关节的稳定性。盂唇增强了臼的稳定性，加深了髋臼窝和髋关节周围的囊状结构。股骨头颈连接处形态异常（Cam病变）或髋臼覆盖钳形病变（Pincer病变）可导致头和臼不匹配，从而导致股骨髋臼撞击[19]。髋臼撞击综合征（FAI）导致的疼痛使 ROM 丢失和早期退行性关节病改变。股骨颈和髋臼之间异常接触的其他可能病因，包括既往股骨颈骨折、Perthes病手术截骨、髋臼后倾和股骨骨骺滑脱。

了解关节动态力学有助于了解髋关节早期病理（包括FAI）症状间歇性的潜在机制。大多数涉及髋关节的活动都是处于动态，而不是真正的静态（安静站立不动）。髋关节反作用力是身体重量（上身和躯干）力矩的结果，髋关节外展张力，从两足站立时体重的1/3，步行时体重的2.5倍，以及一些运动（翻滚、踢腿、跳跃和剪切）时体重的8倍以上。这可以解释髋关节病变患者的间歇性关节症状，如FAI（特别是动力撞击位）。

根据发病机制，可将FAI分为两种不同类型。凸轮撞击是非球形股骨头在髋关节屈曲位时股骨颈与髋臼相撞。钳形撞击是由股骨头的髋臼覆盖（髋臼深）增加，髋臼缘与股骨头–颈交界面相邻而引起的（图6.1）。两种类型都会对关节内结构造成损伤，凸轮型表现为髋臼前上软骨病变（由外而内），钳夹型表现为髋臼边缘盂唇损伤（后下半部）[19]。盂唇和关节囊/韧带复合体是重要的动态稳定结构，损伤除了引起疼痛和粘连外，还会导致关节不稳定。

临床症状及体征

髋关节疼痛最常发生在腹股沟，但也可能发生在臀部或侧面。疼痛从最初运动发生撞击时的隐痛，到后来无论进行何种运动时都会出现的持续性剧烈疼痛。

与对照组相比，Cam型FAI患者髋外展角度减少。髋关节外展肌张力的疼痛加重，髋关节外展肌张力随身体（质量）的移动超过髋关节的支点而变化，因此可以发生躯干向疼痛的关节倾斜（Trendelenburg步态），以减

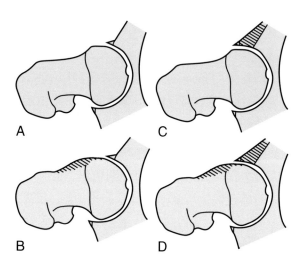

图6.1　股骨髋臼撞击征类型。（A）正常髋关节。（B）凸轮撞击。（C）钳状撞击。（D）联合撞击。［From J.A. Silverstein, J.L. Moeller, M.R. Hutchinson, Common Issues in orthopedics, In: R.E. Rakel, D.P. Rakel (Eds.), Textbook of Family Medicine, 9e, Elsevier, Philadelphia, 2016.］

少关节的反作用力。

可能出现如绞锁、无力的机械症状。

髋关节屈曲ROM通常受限（平均屈曲略大于90°）。髋关节屈曲、内收和内旋（FADIR）可引起症状（前撞击试验）。直腿抬高加强试验可再现疼痛。当患者躺在床上时，可将有症状的下肢悬在检查台末端进行向后（后下）撞击试验。通过向外旋转髋关节来再现腹股沟深度疼痛，这是后撞击试验阳性的表现[20]。

腹股沟疼痛可至膝关节，阴性感觉症状（麻木）常不存在。与髋关节疼痛相关的肌无力可能是微妙的。与疼痛性肌骨疾病相关的肌无力通常是局部的，并逐渐发病和进展。这种无力与神经肌肉疾病有很大的不同（包括神经根病/神经丛病和肌病中的对侧近端肌肉的显著感觉障碍）。因为这两种病因可以共存，所以应该采取预防措施来描述潜在的原因。

深反射是正常和对称的，因此不对称或无反射应怀疑是否存在伴随神经肌肉病变。

成像研究

　　平片在识别形态、畸形和退行性髋关节疾病方面非常有用。骨盆前后位片和蛙位片（髋外展）为常规检查。如果有外伤，应加做水平线束侧位（因疼痛而不能拍摄蛙位片，因为蛙位片需要髋外展）、入口/出口位（骨盆创伤）和斜位（髋骨折）[21,22] X 线片检查。在前后位片中，尾骨应距离耻骨联合 2 cm（理想为 1 cm），以充分评估髋臼（真实前后位片，图 6.2）。

　　对于股骨髋臼撞击征，Dunn 或改良的 Dunn 片［髋关节固定 45°（Dunn 片）对 90°（改良的 Dunn 片）和外展 20°］用于评估股骨头球形度或股骨颈前倾。在该视图中，髋臼后倾的表现为中心边缘角（CEA）增大（正常为 25°~39°，通过股骨头中心的垂线和从髋臼前缘到股骨头中心的线之间的夹角）和交叉标志［前后边缘交叉，髋臼后壁在股骨头中心（FHC）的内侧[23]，图 6.3］。在凸轮式撞击中可以看到枪柄样畸形和头颈连接处扁平（图 6.4）。

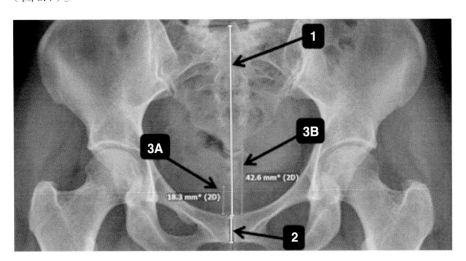

图 6.2　骨盆正位 X 线片。横向旋转可以通过平分骶骨的线（1）和平分耻骨联合的线（2）来评估，线（1）和线（2）之间的距离应 < 2 cm（理想为 1.0 cm）。骨盆倾斜可以通过耻骨联合上缘与骶骨尖（3A）（正常为 1~3 cm）或骶尾关节（3B）（通常为 3~5 cm）之间的距离来评估。[From A. Ghaffari, I. Davis, T. Storey, et al., Current concepts of femoroacetabular impingement, Radiol. Clin. North Am. 56 (6) (2018) 965–982, Fig 4.]

　　肌骨超声可以在床旁进行，以评估肌腱、肌肉损伤、积液/滑膜炎和滑膜囊病变。该技术在末端病、钙化性肌腱病和弹响髋综合征的动态评估中极有用。然而，对关节内结构（盂唇和股骨头软骨）和软骨下骨病变的评估作用是有限的。

　　MRI是诊断肌肉骨骼疾病的金标准成像方式。MRI在评估盂唇撕裂方面价值有限，因此MRI关节造影可用于盂唇撕裂和软骨病变[24]。MRI在

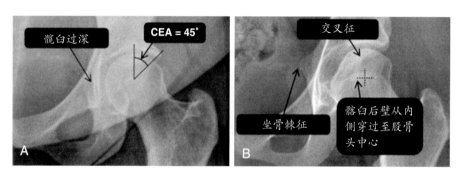

图6.3 髋臼撞击。（A）CEA增大，髋深（髋臼内侧缘）至髂坐骨线增大。（B）交叉征和坐骨棘征［坐骨棘突出，未被髋臼内侧翼所遮挡（正常表现）］。髋臼后壁从内侧穿过至FHC。［From A. Ghaffari, I. Davis, T. Storey, et al., Current concepts of femoroacetabular impingement, Radiol. Clin. North Am. 56 (6) (2018) 965–982, Fig. 11 A and B.］

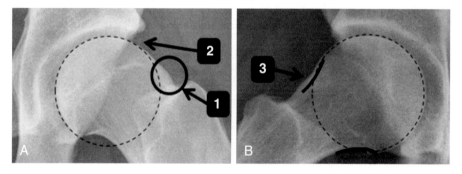

图6.4 （A）蛙位片显示股骨颈部凸轮畸形（1）和边缘钙化（2）。（B）蛙位片显示前股骨头与股骨颈交界处不对称（3）。［From A. Ghaffari, I. Davis, T. Storey, et al., Current concepts of femoroacetabular impingement, Radiol. Clin. North Am. 56 (6) (2018) 965–982, Fig.12.］

评估细微的骨质病变方面尤其有用，如皮质下骨水肿，这可能只是早期的炎性关节病的征象[7]。在 FAI 中，常需测量凸轮撞击损伤的 α 角，以确定股骨头颈交界处的轮廓。α 角是穿过股骨头中心和股骨颈中间的一条线与轴平面上股骨头的中心和股骨头颈交界处的连线之间的夹角。如果 α 角 ≥ 55°，则怀疑是凸轮型撞击。目前 MRI 阳性成像结果与临床表现之间缺乏相关性。例如，10%~25% 的年轻人有股骨髋臼撞击征（α 角 ≥ 55°）的影像学表现，但大多数无症状。

肌电图

髋关节疼痛和无力且无明显潜在的局部（髋关节）肌肉骨骼病变的患者，可通过肌电图（EMG）评估 L2/L3 神经根病或腰丛病或神经根丛神经病。如患者存在缺乏运动、感觉缺陷和局部肌肉骨骼病变的情况，初步检查则不需要行 EMG 检查。

讨论

本病例中，尽管不能完全排除，特别是在早期阶段，但若无警示特征、感染性标志、阳性影像学表现和异常血清学检查结果，则不太可能为感染性、迅速进展的炎症和癌变等疾病。

目前尚无明确的临床指征表明需立即或紧急进行干预治疗，如手术。因此，保守治疗是 FAI 的首选治疗方法。根据体育活动水平和患者的症状，可采取个体化治疗。由于症状常与 X 线片表现不一致，因此不能只重视影像结果。FAI 的初始管理要多模式、多方法，包括教育、运动训练、物理治疗、药物治疗和必要的注射。

急性期

随着疼痛的加剧，避免剧烈运动（体育项目或部分日常生活活动）对身体是有益的。疼痛严重时，可以使用拐杖或助行器负重保护。建议患者避免大范围关节活动，适当使用对乙酰氨基酚或非甾体抗炎药，可暂时缓解疼痛。众所周知，在改善髋关节病患者的髋关节疼痛、功能和髋关节病变方面，使用非甾体抗炎药的患者整体预后比使用对乙酰氨基酚更好。然而，非甾体抗炎药应谨慎使用，特别是应注意其胃肠道不良反应[3]。如果可能，应避免使用阿片类镇痛药，仅在特殊情况下使用（例如，非药物干预、非阿片类镇痛药干预无效，不适合其他方法干预）[25,26]。考虑到潜在的严重并发症，应避免长期使用。在手术评估之前，建议进行3~6个月的综合性多模式治疗。

物理疗法

物理治疗包括拉伸（尤其是屈髋肌）、关节活动/牵张、强化运动和神经肌肉训练。拉伸运动开始时要谨慎，有些人认为该运动会适得其反，因其常常会加重症状。随着柔韧性的增加，臀肌和屈髋肌/内收肌应逐渐强化（从最初的等长强化到逐渐的阻力强化）。提倡核心肌肉稳定和强化运动。任何关节病变都应强调协调训练和本体感觉训练，因为关节病变会对整体平衡和关节稳定性造成不利影响。同样重要的是要教育患者学习治疗性运动常规，并在家中继续锻炼，这是物理治疗的原则之一。然而，支持FAI保守治疗的证据仍然薄弱[27]。

注射

尽管患者接受了教育、物理治疗和口服止痛药，但疼痛持续存在时，可以考虑使用可视化设备引导髋关节注射来短期缓解疼痛。最近，人们已经尝试了类固醇注射的替代品，包括透明质酸或富含血小板的血浆注射，但疗效证据有限。除了治疗效果外，可视化引导注射还可以确认诊断有困难的患者（如伴有腰椎病变的患者）髋关节复合体（如盂唇）疼痛的来源[28]。对于不适合手术治疗的慢性顽固性疼痛的患者，神经阻滞可作为治疗疼痛的一种选择。闭孔神经和股神经的分支可以作为神经阻滞或消融治疗的靶点，通常在影像学指导下进行。

转诊手术

如果患者经过至少6个月后的非手术治疗无效，并且无法维持日常活动或体育活动，严重影响生活质量，则需要转诊进行手术干预。手术方案包括开放式或关节镜手术、清理引起疼痛的撕裂的盂唇、切除部分股骨（骨成形术）和（或）髋臼周围截骨术。可能的并发症包括周围神经损伤、股骨转子不连、股骨头坏死和股骨颈骨折。了解手术后的恢复过程和受限的活动也有助于从患者（尤其是运动员）的角度规划治疗。Reiman等的系统回顾显示，1/4的运动员在手术干预后没有恢复到以前的运动水平。到目前为止，还没有明确的手术结果预测指标，因此很难评估恢复运动的预后[29]。

总结

患者表现为慢性髋部疼痛，病情随着时间的推移恶化，无局部神经症状和体征（无力、麻木）以及明显的FAI临床体征。患者最初接受常规髋关节X线检查，该检查在正常范围内。进一步的测试（Dunn位）显示凸轮型FAI，髋部MRI证实FAI伴有盂唇撕裂。患者停止了体育活动，用非甾体抗炎药治疗疼痛，但效果并不显著。诊断/治疗性髋关节注射和物理治疗等保守治疗反应良好。在3个月后的随访中，患者仍然无疼痛，日常生活能力未受到限制。患者偶尔服用泰诺，并逐渐开始恢复训练。

要点

- ■ 髋部疼痛可能有多种不同的病因，需要仔细评估。
- ■ 病史和体格检查有助于鉴别诊断，并有助于确定治疗方案。
- ■ 治疗方案应根据患者的具体情况而定，包括调整活动、避免刺激性活动、治疗性运动、注射和转诊手术。

临床精粹

　　髋关节骨关节炎引起的疼痛通常是隐痛，最常见于腹股沟，但也可能发生在外侧和后侧（臀部疼痛高达71%），也可能是指下肢疼痛。

　　股骨髋臼撞击征可分为髋关节屈曲时股骨头呈非球形撞击髋臼的凸轮撞击和通过髋臼边缘邻接股骨头–颈交界处的股骨头髋臼覆盖增加的钳状撞击。

　　可视化引导的髋关节注射，有助于确认诊断困难的患者髋关节复合体（如盂唇）疼痛的来源。

（赵智　陈宇　盛东　舒从科　白明生　译　邓煜　校）

参考文献

1. E.C. Falvey, A. Franklyn-Miller, P.R. McCrory, The groin triangle: a patho-anatomical approach to the diagnosis of chronic groin pain in athletes, Br. J. Sports Med. 43 (3) (2009) 213–220.

2. P. Suri, D.C. Morgenroth, D.J. Hunter, Epidemiology of osteoarthritis and associated comorbidities, Pharm. Manag. PM R 4 (5, Suppl. ment) (2012) S10–S19.

3. N. Aresti, J. Kassam, N. Nicholas, P. Achan, Hip osteoarthritis, BMJ 354 (2016) i3405.

4. J.M. Leshe, P. Dreyfus, N. Hager, M. Kapan, M. Furman, Hip joint pain referral patterns: a descriptive study, Pain Med. 9 (1) (2008) 22–25.

5. J.W.T. Byrd, Evaluation of the hip: history and physical examination, North Am. J. Sports Phys. Ther. 2 (4) (2007) 231–240.

6. W.N. Sankar, T.H. Matheney, I. Zaltz, Femoroacetabular impingement: current concepts and controversies, Orthop. Clin. North Am. 44 (4) (2013) 575–589.

7. C. Schueller-Weidekamm, J. Teh, Inflammatory conditions of the hip, Semin. Musculoskelet. Radiol. 21(5) (2017) 589–603.

8. A. Cianci, D. Sugimoto, A. Stracciolini, Y.M. Yen, M.S. Kocher, P.A. d'Hemecourt, Non-operative management of labral tears of the hip in adolescent athletes: description of sports participation, interventions, comorbidity, and outcomes, Clin. J. Sport. Med. 29 (1) (2019) 24–28.

9. S.J. Parsons, N. Steele, Osteonecrosis of the femoral head: Part 1—Aetiology, pathogenesis, investigation, classification, Curr. Orthop. 21 (6) (2007) 457–463.

10. D. Resnick, G. Niwayama, Diagnosis of Bone and Joint Disorders, vols. 1–6, 1988.

11. B. Rothschild, Trochanteric area pain, the result of a quartet of bursal inflammation, World J. Orthop. 4(3) (2013) 100–102.

12. C.N. Anderson, Iliopsoas: pathology, diagnosis, and treatment, Clin. Sports Med. 35 (3) (2016) 419–433.

13. I.M. Van Mieghem, A. Boets, R. Sciot, I. van Breuseghem, Ischiogluteal bursitis: an uncommon type of bursitis, Skeletal Radiol. 33 (7) (2004) 413–416.

14. E.P. McCormack, M. Alam, N.J. Erickson, A.A. Cherrick, E. Powell, J.H. Sherman, Use of MRI in diabetic lumbosacral radiculoplexus neuropathy: case report and review of the literature, Acta. Neurochir. (Wien) 160 (11) (2018) 2225–2227.

15. J.L. Bloem, I.I. Reidsma, Bone and soft tissue tumors of hip and pelvis, Eur. J. Radiol. 81 (12) (2012) 3793–3801.

16. D. Nascimento, G. Suchard, M. Hatem, A. de Abreu, The role of magnetic resonance imaging in the evaluation of bone tumours and tumour-like lesions, Insights Imaging 5 (4) (2014) 419–440.

17. Y.K. Lee, K.S. Park, Y.C. Ha, K.H. Koo, Arthroscopic treatment for acute septic arthritis of the hip joint in adults, Knee Surg. Sports Traumatol. Arthrosc. 22 (4) (2014) 942–945.

18. L. Nallamshetty, J.M. Buchowski, L.A. Nazarian, et al., Septic arthritis of the hip following cortisone injection: case report and review of the literature, Clin. Imaging 27 (4) (2003) 225–228.

19. R. Sutter, C.W.A. Pfirrmann, Update on femoroacetabular impingement: what is new, and how should we assess it? Semin. Musculoskelet. Radiol. 21 (5) (2017) 518–528.

20. J. Parvizi, M. Leunig, R. Ganz, Femoroacetabular impingement, J. Am. Acad. Orthop. Surg. 15 (9) (2007) 561–570.

21. J.C. Clohisy, J.C. Carlisle, P.E. Beaulé, et al., A systematic approach to the plain radiographic evaluation of the young adult hip, J. Bone Joint Surg. 90 (Suppl. 4) (2008) 47–66.

22. S.-J. Lim, Y.-S. Park, Plain radiography of the hip: a review of radiographic techniques and image features, Hip Pelvis 27 (3) (2015) 125–134.

23. A. Ghaffari, I. Davis, T. Storey, M. Moser, Current concepts of femoroacetabular impingement, Radiol. Clin. North Am. 56 (6) (2018) 965–982.

24. T.T. Miller, Abnormalities in and around the hip: MR imaging versus sonography, Magn. Reson. Imaging. Clin. N. Am. 13 (4) (2005) 799–809.

25. D.J. Hunter, S. Bierma-Zeinstra, Osteoarthritis. Lancet 393 (10182) (2019) 1745–1759.

26. C. Zeng, M. Dubreuil, M.R. LaRochelle, et al., Association of tramadol with all-cause mortality among patients with osteoarthritis, J. Am. Med. Assoc. 321 (10) (2019) 969–982.

27. P.D. Wall, M. Fernandez, D.R. Griffin, N.E. Foster, Nonoperative treatment for femoroacetabular impingement: a systematic review of the literature, Pharm. Manag. PMR 5 (5) (2013) 418–426.

28. O.R. Ayeni, F. Farrokhyar, S. Crouch, K. Chan, S. Sprague, M. Bhandari, Pre-operative intra-articular hip injection as a predictor of short-term outcome following arthroscopic management of femoroacetabular impingement, Knee Surg. Sports Traumatol. Arthrosc. 22 (4) (2014) 801–805.

29. M.P. Reiman, S. Peters, J. Sylvain, S. Hagymasi, R.C. Mather, A.P. Goode, Femoroacetabular impingement surgery allows 74% of athletes to return to the same competitive level of sports participation but their level of performance remains unreported: a systematic review with meta-analysis, Br. J. Sports Med. 52 (15) (2018) 972–981.

30. K.M. de Bruijn, G. Franssen, T.M. van Ginhoven, A stepwise approach to 'groin pain': a common symptom, an uncommon cause, BMJ Case Rep. 2013 (2013).

第 7 章

肘关节疼痛

Subhadra Nori, Jasmine H.Harris

病例资料

患者，男，58岁，右利手，因"右肘疼痛"从其所在的初级保健中心转诊至物理医学与康复诊所。疼痛位于肘关节内侧，已疼痛4个月余，最初为钝痛，但在1个月内症状改变为放射到前臂内侧的剧烈疼痛。患者在视觉模拟评分（10分制）中，界定自己的体感疼痛达到6分。在过去的3周里，手掌和小指的内侧偶尔出现麻木和刺痛感，在前几个月并不存在这种症状。有时在睡梦中会被痛醒。患者回忆自己并未受到过任何刺激影响、创伤或意外事故，否认有任何颈部疼痛、上肢疼痛或者手部无力。曾服布洛芬，起初有帮助，但现在止痛作用甚微。

既往史：明确糖尿病病史15年，并患有膝关节骨关节炎。

个人史：技工。与22岁的儿子住在一处私人住所里。每天吸烟3~4支。

手术史：13岁时接受扁桃体切除术。

过敏史：贝类、花粉。

药物：每日口服二甲双胍500 mg，偶服泰诺和布洛芬。

生命体征：血压128/78 mmHg；脉率14次/分；心率72次/分；体温36.8℃；身高178 cm；体重106 kg；BMI 32.3 kg/m²。

体格检查

一般情况：体形肥胖的中年男子，表现出轻度窘迫、警觉。

头、眼、耳、鼻和喉（HEENT）：PERRLA眼外运动（EMO）完好，无上睑下垂，巩膜无瘢痕。

四肢：无水肿，无皮疹，无手术瘢痕，颈椎无肌束震颤。

颈椎各个方向关节活动度（ROM）均正常。

上肢肌力：5/5，肩关节外展、肘关节屈曲和伸直、腕部伸展、手指外展、手指弯曲动作因疼痛受到影响，腕关节屈曲和旋前受限，右手握力正常。

深腱反射：肱二头肌反射（+），BR，双侧肱三头肌对称，Hoffman征（-）。

语音音调正常。

桡动脉搏动（++）。

感觉：上肢和前臂的所有皮肤触觉灵敏，小指和环指背侧和掌侧触觉减退。内上髁触诊肌骨疼痛敏感。

无肌肉萎缩、畸形。

肘ROM正常，但在肘关节极度屈曲时，肩部和腕部出现疼痛。

步态正常，无感觉异常。

实验室检查：白细胞计数 6.5×10^9/L，血尿素氮（BUN）/肌酐（Cr）21/0.9，血红蛋白A1c 6.4%。

综合讨论

肘关节内侧疼痛有多种原因。鉴别诊断应作为初步确诊的方法，也要意识到同时出现多种情况的可能性。病史包括最近的创伤、手术、疾病等问题和静脉注射（IV）药物。体格检查应检查颈椎、肩关节、肘关节、腕关节和手，并与健侧进行比较。手部麻木和（或）刺痛以及异常的体格检查提示应行进一步检查，以确定是否可能存在神经压迫。

鉴别诊断

1.肱骨内侧上髁炎（ME）

此病也称为高尔夫球肘。患者主诉肱骨内上髁疼痛。由反复的外翻应力引起，屈曲导致屈肌腱发炎，内上髁肥大。弯曲和旋前会产生疼痛。可能涉及相关的尺神经病变（图7.1）。

2.尺侧副韧带（UCL）扭伤

此病通常见于投掷运动运动员，如棒球投手、网球运动员、足球四分卫和排球运动员。同样重要的是不要忽视相关UCL的撕裂。

3.肘管综合征

此病为运动员、体力劳动者或重复动作工人中常见的肘内侧疼痛。此病的发病率相当高，据报道，工人每年的发病率为0.8%[4]。肘管由肱骨内上髁、尺骨鹰嘴后突形成，并与肘内侧韧带和尺侧副韧带相连。尺神经在此走行，易受压。

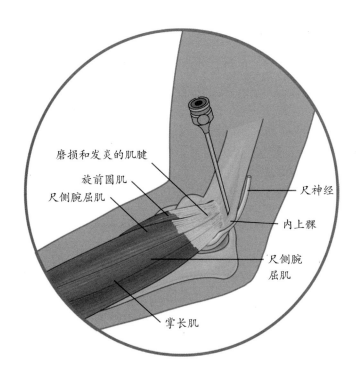

磨损和发炎的肌腱
旋前圆肌
尺侧腕屈肌
尺神经
内上髁
尺侧腕屈肌
掌长肌

图7.1　肘关节内侧解剖结构。(From S.D. Waldman, Atlas of Pain Management Injection Techniques, 3e, Elsevier, Philadelphia, 2012, Fig. 49-3.)

4.剥脱性骨软骨炎（OCD）

此病的定义为骨和软骨的炎症状态，可能导致局部坏死、骨和软骨碎裂。剥脱性骨软骨炎最常见于青少年人群（12~14 岁），尤其是进行投掷运动或上肢为主的运动，如棒球或曲棍球的人群，因此，人们通常称之为"小联盟球员肘"[16]。

在肘部，最常见的受影响区域是肱骨小头，也有报道称最常受影响的是鹰嘴和滑车，一个或多个关节滑薄片分离，在关节内形成游离体。分离的骨薄片在关节液的营养下骨化。软骨受损也可以形成游离体，需要保守治疗、镇痛、使用非甾体抗炎药和支具以减轻关节负荷。治疗方法包括使用铰链支具进行无痛关节运动、停止加重症状的运动或活动 6~12 周、接受活动调整和作业治疗（OT）[17]。

手术处理：关节镜手术的目的是评估肘关节前侧区域，去除游离体和碎片，清除所有坏死骨以刺激血流量增加。大的碎片可能需要通过克氏针或螺钉固定重新连接到肱骨小头。在严重的情况下，可能需要骨软骨移植[18,19]。

5.肱尺关节炎

此病的表现为肘部疼痛。早期受骨关节炎影响的女性多于男性，患者主诉肘关节在屈伸极限时疼痛。在最大伸直位时，鹰嘴上的退行性增生骨赘与鹰嘴窝上的骨赘发生碰撞。在极度屈曲时，肱骨滑车和尺骨冠突的骨赘引起撞击。肘关节僵硬和 ROM 由这些骨赘撞击和疾病过程中形成的包膜挛缩加上疼痛导致。由于关节内游离体的存在，可能会出现撞击感和绞锁等机械症状。除了 ROM 引起的疼痛外，肘关节炎患者经常主诉无法提携重物。

此病的治疗方法包括非甾体抗炎药缓解疼痛、物理/作业疗法、ROM锻炼、支具和体位调整技术、肘部支具穿戴。如果保守治疗失败，建议对有撞击症状和极限运动疼痛的患者，以及轻度至中度退行性变、ROM 受限、功能范围不足的患者进行肘关节置换术、肘关节开放性清扫松解术/关节镜清扫松解术。对于 60 岁以上的患者，全肘关节置换术被认为是治疗首选，尤其是对于主诉存在明显退行性变导致的肘关节疼痛和ROM受限的患者。

6.隐匿性骨折

此病可能是由跌倒或其他类型的急性伤害所致。这种骨折也可能是由于重复性损伤或骨质疏松骨等薄弱骨骼受到正常压力而发生，重复性损伤引起的骨折是疲劳性骨折。那些由正常压力对弱骨造成的骨折是不全性骨折，这类骨折的另一个名称是应力性骨折。这些特征可能是由长期使用类固醇引起的。MRI是诊断隐匿性骨折的最佳工具之一。治疗取决于病因。支具能提供有效帮助。如果保守治疗失败，患者可能需要手术进行固定。

病例讨论

患者既往无相关外伤或疾病史。应评估颈椎以排除神经病变的可能性。应检查手部内在肌肉是否存在尺神经病变所致的肌肉萎缩。肘关节主动和被动ROM可作为任何可能导致神经受压的异常表现的动态评估依据。两点辨别觉检查使用针头来准确测试患者的感觉丧失程度。应测试所有上肢肌肉群的运动强度，特别是专注于握力和抗阻力外展手指的能力。刺激性测试包括 Tinel 征，如果在患者肘部近端叩诊尺神经时，其尺神经分布区有刺痛感，则为阳性。肘关节屈曲压缩试验是另一种刺激性试验，如果患者在肘关节屈曲时感觉尺神经分布区域麻木，则为阳性。其他试验包括按压试验和尺神经半脱位试验。

ME（由病毒导致的一种长期疾病症状，包括感觉疲劳和肌肉疼痛）通常见于 40 ~ 60 岁的人群。除了运动员外，该病是一种常见的职业病，患病率高达 5%。ME 与肘部尺神经病变之间存在常见关联，患病率为 23%~61%[2]。ME 的分类与尺神经病变的存在和严重程度有关。Ⅰ型包括无神经病变的肱骨滑车区域皮炎，ⅡA 型包括有症状的无功能障碍患者，ⅡB 型包括有临床功能障碍和肌电图（EMG）改变的患者[3]。

肘管综合征是一种常见的肘内侧疼痛，常见于运动员和体力劳动者或进行重复运动的工人。肘管综合征的发病率相当高，据报道，劳动者的发

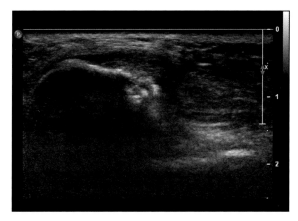

图 7.2 屈肌腱钙化。（From A.M. Highland, Imaging of the elbow, In: D. Stanley, I. Trail (Eds.), Operative Elbow Surgery, Elsevier, Philadelphia, 2012, 67–89, Fig. 5-7.）

病率为每人每年 0.8%（图 7.2）[4]。尺侧感觉异常也可由 C8/T1 神经根受压、下主干或内侧臂丛神经病变、胸廓出口综合征或 Guyon 管内或肘管内的尺神经压迫引起[5]。神经根型颈椎病患者通常主诉颈部疼痛放射至上肢，感觉改变以及尺神经和正中神经支配肌肉无力，例如，拇外展肌（正中神经支配）和指伸肌（桡神经支配），其感觉变化延伸到前臂内侧。

客观数据

CB：在正常范围内。

凝血：在正常范围内。

代谢：在正常范围内。

肌电图检查

神经传导研究显示正中和尺侧感觉和运动反应正常，包括腕部的潜伏期、幅度和神经传导速度。然而，肘部尺侧反应的传导速度降低到 38 m/s。中位反应和径向反应之间的感觉潜伏期无显著差异。针极 EMG 显示拇短展肌（APB）、小指展肌（ADM）和颈椎旁肌无异常自发活动。这些体征提示尺神经病变。

病理和生物力学综述

　　肘部是由尺骨鹰嘴和肱骨滑车之间的关节形成的滑膜铰链关节。肘部由关节囊、尺侧副韧带以及前臂的屈肌和伸肌稳定。这些结构中的任何一处受伤都会导致其他结构的压力增加。屈-旋肌群的肌肉包括旋前圆肌、桡侧腕屈肌、掌长肌、趾浅屈肌和尺侧腕屈肌。桡侧腕屈肌、掌长肌和尺侧腕屈肌形成共同屈肌腱（CFT）[2]。ME 涉及共同屈肌腱的退行性变，但更具体地涉及旋前圆肌和桡侧腕屈肌。起源于内侧连体肌腱的旋前圆头肱骨头被认为是 ME 进展的关键[4]。ME 的病理特征与外上髁炎相似，包括退行性变、血管成纤维细胞的变化和修复反应不足，导致肌腱变性和撕裂。

　　与职业和 ME 相关的风险因素包括每天处理 5 kg 以上的负载至少 2 小时或每天至少处理 10 次超过 20 kg 的负载、每天超过 1 小时的高握力、每天重复运动超过 2 小时、每天使用振动工具超过 2 小时[5]。

　　ME 分为两个主要亚型：1 型无尺神经受累和 2 型尺神经受累。2 型 ME 的预后比 1 型差，因此对有尺神经症状的患者进行仔细的诊断和治疗是必要的，这常决定治疗结果。

　　在肘关节内侧，尺神经在肘管内走行，肘管位于肱骨内上髁、尺骨鹰嘴突、Osborne 韧带和内侧副韧带（MCL）之间的空间[6]。可能会发现肘管综合征患者大多从事需要在某个位置上持续握持工具并执行重复动作的职业[7]。肥胖和患有糖尿病的患者也面临更高的风险。糖尿病会引发微血管神经损伤，导致局部缺血的代谢改变或干扰神经的先天代谢[8]。

肱骨外上髁炎与单神经病的临床体征和症状

　　ME 的症状被描述为位于内上髁周围的间歇性疼痛，通常与活动有关。

发作持续时间在7天内超过4天。检查时，腕部屈曲、旋前和（或）外翻应力会重现疼痛。患者可能主诉夜间疼痛和休息时疼痛。相关的肘管综合征将被描述为前臂、腕部和手的第4和第5指或尺骨方面的间歇性感觉异常。感觉异常可以通过前臂、腕部或手的阻力以及压力和屈曲联合试验阳性来重现。肘管试验包括肘部屈曲和尺神经上的直接压力。在更严重的情况下，评估尺侧的任何感觉丧失或内在无力是很重要的。

肌电图

EMG有助于卡压部位的定位并排除其他诊断，例如，神经根型颈椎病和臂丛神经病变。肘部尺神经病变在运动神经传导检查中显示为肘部传导速度慢，提示传导阻滞伴局灶性脱髓鞘。感觉、混合尺神经传导研究和节段性刺激检查可用于定位病变。针极EMG也有助于定位病变[9]。如果存在严重的神经损伤，在受尺神经支配的肌肉中可以看到具有颤动电位和正锐波的自发活动，随后受影响肌肉中的运动单位严重减弱。

影像学检查

在对ME进行初步评估时，影像可能不是必需的。对于保守治疗无效的难治性症状或怀疑混淆病理的病例，建议进行影像学检查。X线片可能显示正常，但可能显示邻近内上髁的钙化，这对于骨撞击、骨关节炎和既往创伤的证据是有用的[10]。也可以使用MRI和超声。如果有尺神经受累的迹象，则首选MRI。尺神经炎在T2加权图像上被确定为神经增厚和信号强度增加[2]。MRI也可能有助于识别其他软组织异常，如肿块、支持带增厚、屈肌旋前肌团异常、关节内松动体、MCL损伤和尺神经卡压。肌腱增厚、信号强度增高提示肌腱变性，也应考虑臂丛和颈椎的影像学检查以排除其他诊断。

超声检查（US）有助于评估肘部的病理状况。肌肉骨骼超声检查是一种非侵入性动态成像技术，也可用于尺神经成像[11]。超声检查可识别渗出液、游离体和全层或部分厚度撕裂。在超声检查中，肌腱变性表现为低回声和可能的肌腱增大（外侧伸肌腱＞4.2 mm）。也可看到钙化和骨不规则。新生血管的彩色或能量多普勒充血与患者症状相关[12]（图7.3）。

　　MRI在评估肘关节方面可提供有用的临床信息。与传统成像技术相比，MRI对肌肉、韧带和肌腱的清晰显示，以及对神经、骨髓和透明软骨的直接可视化能力，是MRI的优势。表面线圈设计的持续改进和更新的脉冲序列带来了更高质量的肘部MRI。肘部的创伤性和退行性疾病在MRI中很常见。外翻应力引起的内侧牵引和外侧压迫的后遗症包括MCL损伤、常见屈肌腱病变、内侧牵引刺、尺神经病变和剥脱性骨软骨炎。

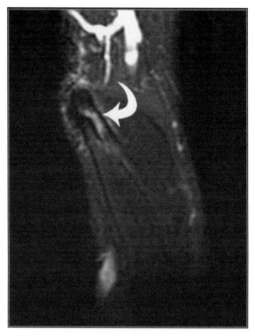

图7.3　内侧肘部的超声成像。内侧上髁/CFT区周围液体的信号强度增加（弯曲箭头所示）。（From G. Abrams, M. Safran, Presentation, Imaging and Treatment of Common Musculoskeletal Conditions, Saunders, Philadelphia, 2011, 133–135, Fig. 32-2.）

讨论

急性期

　　肘管综合征的保守治疗一般为期6个月。此外，90%的患者在保守治疗上髁炎后症状缓解。保守治疗包括休息、冰敷、非甾体抗炎药和物理治疗[13]。

　　最初，在任何刺激性活动后休息都是必要的。但尽量避免完全固定，以防引起失用性萎缩。建议每天冰敷3~4次，每次20分钟，以达到局部血管收缩和镇痛效果[14]。

　　其他的治疗选择有针灸、矫正装置、激光治疗、电疗、锻炼和动员技术，但这些疗法的有效性尚不清楚。

药物疗法

　　口服非甾体抗炎药可用于止痛，如果不存在禁忌证且患者能够耐受，则可服用1~2周。抗炎药被认为可缓解伴随的腱周滑膜炎相关疼痛。夜间夹板固定应强调用夹板固定尺神经炎患者的肘关节[14]。

物理治疗与手法

　　物理治疗对康复至关重要，应逐步实施康复性伸展和强化练习。建议从腕部和肘部开始进行完整、无痛的运动，最初应避免被动运动和偏心收缩，以防止对肌腱施加额外的过度应力。一旦达到无痛功能性运动弧，就可开始肌腱强化，可以采取开链和闭链练习，增加重量和重复次数以增加屈肌旋前肌团的力量。最后，对肘屈肌进行离心训练[15]。

类固醇注射

　　类固醇已被用于治疗上髁炎，但支持其疗效的文献尚无定论。皮质类固醇注射对短期（6周或更短）疼痛缓解、握力增加和整体改善有效，但不会产生中期或长期效果。在慢性上髁炎中，富血小板血浆（PRP）已被证明能有效减轻疼痛和症状[16]。

慢性期

转诊手术

如果保守治疗无效，就应该考虑手术治疗。根据症状的严重程度，有不同的手术选择。对于轻度症状的ME，内侧上髁切除术可显著缓解症状。尺神经减压，同时松解所有屈肌起点有助于改善长期尺神经功能[4]。

总结

患者表现为慢性肘关节疼痛，尤其是肘内侧疼痛。其表现出的症状和体征提示内侧屈肌总腱功能障碍。进一步的评估包括X线和超声成像，其结果证实了诊断。最初，该患者接受了包括伸展和内侧上髁超声在内的作业治疗，同时接受了一个内在的肌肉强化项目，佩戴矫正器并开始了一个家庭锻炼项目，重点是屈肌腱拉伸。在4周的随访中，患者主诉有轻微改善，然后在指导下向内侧上髁注射1 mL醋酸甲泼尼龙（Depo-Medrol）和2 mL利多卡因，情况显著改善，但仍然使用前臂支具，并调整了握拍方式，肌肉力量略有改善。

要点

- 肘部疼痛的潜在病因是多种多样的，分为肌肉骨骼疼痛与神经疼痛、局部疼痛与远端疼痛。进行分类有助于区分复杂的病因。
- 应仔细注意病史和检查的所有要素，包括疼痛部位、压痛、生物力学评估、激发试验和功能试验。
- 治疗方案应针对个体患者量身定制，包括指导、支具、治疗性锻炼、精确注射或手术转诊，并特别考虑个体的活动水平以及是否涉及重返工作或运动。

（王尧译　郭明钧校）

参考文献

1. S. Di Giacomo, et al., Management of epicondylitis and epitrochleitis, In: G. Porcellini, R. Rotini, S. Stignani Kantar, S. Di Giacomo (Eds.), The Elbow, Springer, Cham, 2018.

2. D.M. Walz, J.S. Newman, G.P. Konin, G. Ross, Epicondylitis: pathogenesis, imaging, and treatment, Radiographics 30 (1) (2010) 167–184.

3. R.M. van Rijn, B.M.A. Huissede, B.W. Koes, A. Burdorf, Associations between work-related factors and specific disorders at the elbow: a systematic literature review, Rheumatol. 48 (5) (2009) 528–536.

4. C. Brady, A. Dutta, Medial epicondylitis and medial elbow pain syndrome: current treatment strategies, J. Musculoskelet. Disord. Treat 2 (2016) 014.

5. R.M. van Rijn, B.M.A. Huissede, B.W. Koes, A. Burdorf, Associations between work-related factors and specific disorders at the elbow: a systematic literature review, Rheumatology 48 (5) (2009) 528–536.

6. K. Eberlin, Y. Marjoua, J. Jupiter, Compressive neuropathy of the ulnar nerve: a perspective on history and current controversies, J. Hand Surg. Am. 42 (6) (2017) 464–469.

7. A. Descatha, A. Leclerc, J.F. Chastang, et al., Incidence of ulnar nerve entrapment at the elbow in repetitive work, Scand. J. Work. Environ. Health 30 (2004) 234–240.

8. S. Cutts, Cubital tunnel syndrome, Postgrad. Med. J. 83 (975) (2007) 28–31.

9. B.E. Shapiro, D.C. Preston, Entrapment and compressive neuropathies, Med. Clin. North Am. 93 (2) (2009) 285–315.

10. S. Blease, D.W. Stoller, M.R. Safran, A.E Li, R.C. Fritz, The elbow, In: D.W. Stoller, ed., Magnetic resonance imaging in orthopaedics and sports medicine. 3e. Lippincott, Williams & Wilkins, Philadelphia, 2007, 1463–1626.

11. G.P. Konin, L.N. Nazarian, D.M. Walz, US of the elbow: indications, technique, normal anatomy and pathologic conditions, Radiographics 33 (4) (2013) E125–E147.

12. J.A. Jacobson, Fundamentals of Musculoskeletal Ultrasound, 3e, Elsevier, Philadelphia, 2018.

13. S.F. Kane, J.H. Lynch, J.C. Taylor, Evaluation of elbow pain in adults, Am. Fam. Physician 89 (8) (2014) 649–657.

14. M.G. Ciccotti, M.N. Ramani, Medial epicondylitis, Tech. Hand Up. Extrem. Surg. 7 (4) (2003) 190–196.

15. N.H. Amin, et al., Medial epicondylitis: evaluation and management, J. Am. Acad. Orthopaed. Surg. 23(6) (2015) 348.

16. M.C. Ciccotti, M.A. Schwartz, M.G. Ciccotti, Diagnosis and treatment of medial epicondylitis of the elbow. Clin. Sports Med. 23 (2004), 693–705.

第8章

足踝痛

Se Won Lee, Mohammed Emam

病例资料

患者，女，57岁，美国非裔，就诊于物理医学与康复诊所。患者主诉右踝疼痛约9个月，无外伤史，疼痛逐渐恶化且持续，由于长时间站立和行走而加剧。偶服萘普生，可缓解疼痛。右踝轻微肿胀。否认有针刺感或麻木。日常活动包括散步和工作，但都因为疼痛而中断。否认下肢有局灶性无力。对患者的系统回顾对间歇性腰痛有重要意义，除此以外均无意义。患者接受了初级保健医生的治疗，并接受了足和足踝X线成像。

既往史：有高血压（HTN）病史，过去10年服用氢氯噻嗪，过量25 mg。已绝经。

个人史：销售经理，和家人（丈夫和一个女儿）住在一套电梯公寓的4楼。

手术史：腰椎手术（减压融合术）4年。

过敏史：无已知药物过敏。

药物：氢氯噻嗪，25 mg过量，偶尔用萘普生。

生命体征：血压130/72 mmHg；呼吸频率18次/分；心率72次/分；体温36.3℃；身高168 cm；体重81.6 kg；BMI 29 kg/m^2。

体格检查

一般情况：警觉，对人、地点和时间很敏感。肥胖，无明显的痛苦。

四肢：无皮疹、手术瘢痕或开放性伤口。双膝外翻。双侧扁平足。

肌肉骨骼检查

腰椎活动度（ROM）：在功能范围内，下腰椎中线延伸时有轻微疼痛。

运动检查：双侧上下各肌群 5/5 对称。

深腱反射（DTR）检查：双侧上肢和下肢 2+。

感觉检查：双下肢全部皮节完整，可感觉到轻触和针刺。

步态：无严重的足部拖沓或拍击地面情况。

直腿抬高试验：阴性。

Patrick（屈、外展、外旋）试验：阴性。

Ely 试验：右侧股直肌紧绷。

双侧膝关节大转子无压痛。

膝 ROM：在功能范围内。

距下关节及踝 ROM：在功能范围内，但踝关节背伸时跟腱紧绷。

足、踝触诊：后足内侧内踝与跟骨结节间压痛。

跟腱腓肠肌试验：阳性（双侧膝关节屈曲时，踝关节背屈变化 > 10°，双侧膝关节伸直时踝关节背屈受限 < 5° [1]）。

双侧提踵试验：完好。

单侧提踵试验：右侧后足（后跟）受损内翻，左侧完好。

实验室检查：白细胞计数 $6.0 \times 10^9/L$；血红蛋白 126 g/L。

综合讨论

在开始治疗早期发生足踝部疼痛的患者时，首先应区分局部病变和近端疼痛源引起的疼痛（如腰椎、髋关节或膝关节病变）。区分肌肉骨骼和神经性疼痛也很重要。

如果排除了近端疼痛源，如脊柱、髋关节和膝关节病变，则可根据最大疼痛和压痛的位置对局部足踝关节病变进一步分类。

通常情况下，患者在下肢不同部位会出现多种独立的病变，这可能是由类似的生物力学缺陷引起的。在功能性活动（如站立行走）中考虑闭链运动，识别错误的生物力学，对诊断、理解潜在病因和计划治疗是很重要的。

同样重要的是要认识到是否有任何警示特征，需进行紧急影像学检查及进一步的调查。

体格检查可以遵循上述顺序，定位疼痛产生于足踝区域。特别是当检查者对足踝表面解剖学有充分的了解时（表8.1），压痛可以作为局部疼痛发生器的标志。

鉴别诊断

1. 肌腱疾病（肌腱病，腱鞘炎，撕裂）

在最初阶段，肌腱病引起的疼痛通常强度较轻，是局部的、间歇性的，发生在需要收缩肌腱/肌肉的活动中。随着病情的发展，疼痛逐渐变得持续。由创伤或慢性过度使用损伤造成的急性损伤，无论是否存在生物力学缺陷，都是肌腱功能障碍的常见原因。在创伤的情况下，患者可以很容易地识别刺激事件；然而，他们可能很难将细微的生物力学缺陷或过度使用损伤与肌腱功能障碍的潜在病因联系起来。足部和足踝常见的肌腱疾病发生位置包括后足跟腱、后足和足踝内侧的胫后肌腱（PTT）、后内侧的跗长屈肌肌腱和外侧的腓骨肌腱。

（1）跟腱病：患者典型表现为在跟腱止点近端1~2英寸（1英寸≈2.54 cm）处逐渐出现疼痛和压痛。这些症状常因活动而加重，如攀爬和跑步，这些活动需要比目鱼肌反复收缩。如果疼痛位于止点部位（跟骨后结节），应怀疑止点性跟腱病。

（2）PTT功能障碍：患者通常表现为内侧后肢（内踝和舟骨结节之间）疼痛和肿胀。长时间站立和负重行走会使症状恶化。胫骨后肌/肌腱功能不足是获得性平足畸形最常见的原因；PTT在扁平足中处于力学劣势。随着PTT功能障碍和扁平足的进展，患者可能会主诉胫后外侧和中段肌腱疼痛。

2. 滑囊炎

此病的发生部位为跟骨后结节和跟腱之间的跟后囊，可以引起类似于

表8.1　基于疼痛和最大压痛位置的肌肉骨骼病变

部位	病变及特点
足跟底	跖筋膜炎：跟骨内侧结节疼痛，足底痛的最常见原因 跖部纤维瘤病：可触及的结节，经常有压痛，远端足底筋膜止点 脂肪垫萎缩：行走后疼痛，有频繁向足底筋膜注射类固醇的用药史 应力性骨折：隐痛，与骨质疏松症、糖尿病、长期使用类固醇、跟骨内翻或近期无活动改变史等危险因素有关 骨性肿瘤(如骨间脂肪瘤)[12] 腓骨长、短肌腱病变/腱鞘炎/撕裂
足跟/足踝后方	非止点性跟腱炎/撕裂：最常见的后跟后疼痛原因，在跟骨后结节止点近2~3英寸处 止点性跟腱炎：跟腱止点处疼痛 三角籽骨综合征：深后外侧疼痛、轻微踝关节损伤 跚长屈肌腱病变/腱鞘炎：后足后内侧/踝关节疼痛，踝关节扭伤或过度使用 跟骨后/跟腱浅滑囊炎：穿过紧鞋会加重
踝背	高位踝关节扭伤（下胫腓联合）：外翻后持续疼痛，踝关节扭伤不稳定 前外侧撞击综合征：损伤后疼痛逐渐发作，步态终末站姿阶段疼痛 剥脱性骨软骨炎：踝关节扭伤后的慢性疼痛。距舟关节和跟骰关节/韧带扭伤或关节炎常定位不良
内侧踝/后足	胫后肌腱病、撕裂和腱鞘炎：获得性平足，内踝至舟状结节间疼痛的最常见原因。较少见的是趾长屈肌肌腱病 三角韧带扭伤：外翻损伤 关节炎：跗骨联合局部疼痛或足部排列异常（平足、高弓足）
外侧踝/后足	踝关节外侧韧带扭伤：踝关节外侧疼痛、内翻损伤的最常见原因 腓骨肌腱病、撕裂、腱鞘炎和半脱位 跗骨窦综合征：踝关节扭伤后持续的局部疼痛（在跗骨窦） 跟骰关节炎
外侧中足	第4跖骨骰骨关节炎，半脱位（骰骨半脱位、轻微创伤/扭伤）和扭伤 腓骨疼痛综合征
内侧足中段	科勒病（舟状骨软骨病），Mueller–Weiss综合征（舟状骨坏死） 足副舟骨疼痛综合征 舟状关节：常伴有过度活动的楔状第1跖关节Lisfranc损伤 跚长屈肌、趾长屈肌腱病或肌腱系链

（待续）

表8.1（续）

部位	病变及特点
内侧前足	痛风：急性非创伤性致残性足部疼痛的主要原因。第1跖趾关节； 　MC 位置 跗僵症/外翻：最初第1个跖趾关节背侧疼痛 跗外翻伴滑囊炎：第1跖趾关节内侧疼痛，因穿过紧鞋而刺激 籽骨炎，籽骨骨折/坏死：第1跖趾关节足底疼痛 第2跖趾关节半脱位或脱位 第2跖骨应力性骨折；通常与之前的活动变化有关 Freiberg病（第2跖骨头坏死）：青少年女性更常见
小足趾	跖间滑囊炎、指间神经刺激 第5跖骨头外侧泰勒跗囊炎（布诺内特畸形） 跖趾关节关节炎/滑膜炎（高度参与炎症性关节病；未被充分认识） 外侧过载综合征：经常使用内侧足弓支撑

From S.W. Lee, Musculoskeletal Injuries and Conditions: Assessment and Management, Demos Msdical, New York, 2017.

止点性跟腱病的疼痛。滑囊炎疼痛通常是持续性的，并随着外部压迫（通常是由紧绷的鞋子引起）而加剧。有明显积液，跟腱轮廓丢失。通常很难区分跟骨前滑囊炎（跟腱表面的外膜滑囊炎）和跟骨后滑囊炎。跟骨前滑囊炎可与跟骨后滑囊炎共存，两者通常因外部压迫而加重。患者通常主诉当赤足行走或穿拖鞋和无足跟台面的鞋行走时疼痛减轻。在前足外侧区域，跖间囊会发炎，导致跖痛症。穿过紧鞋挤压前足会加剧疼痛。与跟后和跟前滑囊炎相似，患者更喜欢赤足行走或穿拖鞋。患者可能还会主诉感觉症状，如刺痛和针刺感，因为跖间囊靠近跖间神经。

3.韧带损伤（扭伤）

踝关节扭伤是最常见的运动损伤之一，也是韧带损伤的最常见原因。这在一些日常活动（如移位、改变方向）或体育运动（如跳跃或铲球）中尤其常见。距腓前韧带是最常见的损伤韧带，通常由内翻和踝关节跖屈机制引起。内侧踝关节扭伤不太常见，通常需要严重创伤才能发生。偶尔会有近端腓骨的骨损伤（Maisonneuve骨折）。高位踝关节扭伤涉及踝关节联合损伤，影响踝关节榫眼的稳定性，并可能导致慢性踝关节疼痛和不稳定；其他韧带扭伤包括外侧中足的分叉韧带和内侧前掌的Lisfranc韧带。

4.应力性骨折

跖骨是最常见的部位，其次是跟骨。患者和临床医生可能遗漏或未意识到外伤或活动改变的病史。危险因素包括糖尿病、长期使用类固醇、骨质疏松症、矿物质骨病和生物力学异常（包括跟骨外翻）。患者经常主诉有深部隐痛。在跟骨应力性骨折的情况下，足后跟行走通常会加重疼痛（但能够站立并承受重量，以区别于移位骨折）。临床医生必须意识到最初的X线片可能无法显示病变。

5.跖筋膜炎

跖筋膜炎引起的足跟疼痛是导致足部疼痛的最常见原因。通常位于足后跟的底部，早上开始行进几步就会加剧疼痛，然后逐渐好转。而且，长时间站立和负重行走可能会使情况恶化，特别是穿低跟鞋的时候。压痛通常位于跟骨内侧结节或沿着足底近端筋膜。

6.骨关节炎（OA）

原发性骨关节炎在胫距关节相对罕见。踝关节的关节病通常包括既往的外伤病史。足部和踝部原发性骨关节炎最常见的关节是前足的第1跖趾关节，伴有站立和行走的疼痛（后期站立阶段）和僵硬。这在后足内侧的距舟关节并不少见，通常表现为疼痛，在站立的最初负荷阶段更严重。这种疼痛通常在发作时是隐匿性的。步态不同时相的识别有助于进一步定位病理。

7.脂肪垫萎缩

脂肪垫萎缩引起的疼痛和不适尚未得到充分认识，与跖筋膜炎引起的疼痛相似。该病可能是潜伏性的，通常发生在反复注射类固醇（或脂肪垫的穿透性创伤）之后。患者穿硬底鞋子或赤足行走有困难。

8.类风湿关节炎（RA）

类风湿关节炎常累及跖趾关节，最初表现为跖痛。病程后期，类风湿关节炎累及后足部和中足部的关节和腱鞘膜，随后这些部位出现疼痛和肿胀。晚期类风湿关节炎可导致关节破坏和肌腱断裂，导致足踝畸形和弥漫性疼痛。类风湿关节炎可伴有晨僵，常累及其他关节并出现全身症状。

9.足踝部恶性肿瘤

足踝恶性肿瘤不是骨肿瘤发生或转移的常见部位，大多数肿瘤通常无症状或表现为非特异性。足部和足踝的大多数可触及肿块不是癌性的。因此，诊断足部和足踝的肿瘤可能具有挑战性。有症状的患者可能会在休息时（仰卧位或夜间）出现更严重的疼痛，以及全身表现，如体重减轻[2]。

10.骨髓炎

如果患者有潜在的危险因素，如糖尿病、血管疾病、免疫功能低下、出现慢性无法愈合的溃疡，那么患有骨髓炎的可能性应该很高。该病通常表现为持续疼痛，通常不发热。白细胞计数通常是正常的，但C反应蛋白（CRP）和红细胞沉降率（ESR）经常升高。

11.腰骶神经根病

腰骶神经根病最常见于L5，其次为S1。表现为腰痛或臀部疼痛，辐射至足部（L5内侧和背部，S1神经根病外侧）。受累神经根分布中的运动和（或）感觉缺陷可能是支持诊断的重要发现。对于仅表现为疼痛的患者，诊断可能具有挑战性，因为神经根病的肌肉骨骼模拟物较少，同时存在腰痛和足部疼痛时可能被误诊为腰骶神经根病，因为腰痛在一般人群中非常常见。

12.多发性周围神经病变

多发性周围神经病变的感觉症状（疼痛、麻木、刺痛或针刺感）可出现在周围神经分布区域（在多发性周围神经病变中常为远端对称）。与糖尿病相关的多发性周围神经病变可表现为从足趾远端开始并逐渐向近端移动的症状，称为"逆死现象"。

13.局灶性、嵌顿性神经病

此病应与腰骶神经根病和多发性周围神经病变相鉴别。该病通常局限于单个周围神经的分布，通常是由于神经的伸展或压迫。常见的足部和踝部卡压性神经病包括踝管综合征、累及跟下神经（Baxter 神经）的踝管远端综合征、足底内侧神经病变（跑步者足）和前跗管综合征（图 8.1）。跟下神经（Baxter 神经）卡压综合征需要特别注意，因其没有皮肤感觉神经，因此通常无皮肤感觉症状，如麻木、刺痛或针刺感。该病表现为足跟、足底深度疼痛，类似于跖筋膜炎。出现顽固性足跟痛时，应将 Baxter 嵌压性神经病变纳入鉴别诊断（表 8.2）。

14. 来自近端结构的疼痛

下肢内侧和膝关节内侧的隐神经刺激的疼痛可引起内侧足和足踝的疼痛。接受关节镜下膝关节手术、注射或隐静脉移植等手术的患者医源性隐

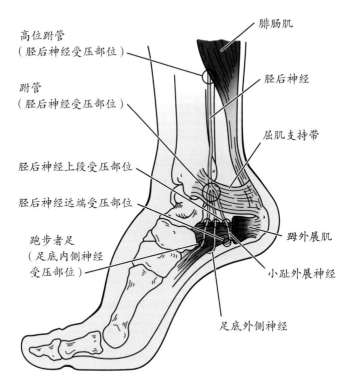

图 8.1　胫后神经卡压的常见部位（跗管综合征）。（From D.E. Baxter, The Foot and Ankle in Sport, Mosby St Louis, 1995.）

表8.2 基于疼痛位置和感觉-运动缺陷的神经性疼痛发生器

部位	病变及特点
弥散性	跗管综合征（近端） 远端周围神经病变 腰骶神经根病，放射痛至足背（L5）和足外侧（S1）
足底内侧	跗管综合征（远端）累及足底内侧神经 足底内侧神经病变（跑步者足） 内叶神经病变［跖趾（MTP）关节区］
足底外侧	莫顿趾间神经炎 累及足底外侧神经的跗管综合征（远端） 足底外侧神经病变；神经鞘、医源性等
足底跟部	跟骨内侧神经：后足跟/皮肤烧灼样、针刺样 Baxter N（外侧足底神经的第一支）：深部疼痛，类似持续性跖筋膜炎
足背内侧	小腿筋膜（踝上）穿孔处腓浅神经病变 前跗管综合征累及腓浅和深神经病变 蹈僵症/蹈外翻背侧骨赘刺激腓深神经和腓浅神经/距背支或蹈趾背内侧 神经） 大隐静脉病变（膝关节或下肢，医源性损伤是常见原因）
足背外侧	腓深神经（趾短伸肌支为跗窦综合征的可能原因） 腓浅神经（穿过足筋膜或舟骨远端） 腓肠神经痛（外侧跟骨支）

N, Nerve From Lee SW. Musculoskeletal Injuries and Conditions: Assessment and Management. NY, NY: Demos Medical; 2017.

神经病变的风险增加。涉及胫骨的其他病症也可引起足部和踝部的疼痛。

15. Charcot神经性关节病

如果患者长期患有糖尿病，临床医生应意识到神经性关节病的可能性。其他危险因素包括乙醇中毒、麻风病、脑膜膨出、脊柱炎/梅毒和脊髓空洞症[3]。由于缺乏典型的疼痛，且存在周围神经病变，因此患者和医生很容易忽略。早期诊断对于通过限制负重来预防快速进展的关节疾病非常重要。通常很难与同时存在的骨髓炎进行鉴别。伴随的周围神经病变可引起感觉症状。

病例讨论

本病例描述了数月内在未受伤或创伤的情况下隐匿地出现足踝症状的案例，表明潜在的病因可能是退行性或过度使用损伤，伴或不伴有生物力学缺陷，而不是急性创伤、血管或快速进行的感染或炎症过程。

患者的症状是数月内逐渐进展，血管或快速炎症过程不太可能成为首先考虑的病因。虽然感染不可能是本病例的潜在病因，但对于有危险因素的患者，应始终保持谨慎。

内侧后足部疼痛的位置可能是有用的信息。膝关节或髋关节缺乏放射痛或疼痛，使得远侧疼痛产生者不太可能出现该区域的局部病变，包括肌腱病变（PTT、趾长屈肌）、骨/关节病变（距舟骨、舟骨关节、距骨、舟骨和副舟骨）和神经病变[胫神经分支，如内侧足底神经、内侧跟骨神经或近端神经（如隐神经）]。

尽管不能完全排除，但缺乏向远端或近端放射的疼痛会降低神经病变的可能性。

区分肌腱与骨或关节病变的一种方法是利用体重给肌腱施压。如果疼痛是由肌肉/肌腱的收缩（向中心或偏心）而不是关节活动引起的，那么肌腱病理更有可能是疼痛的产生者。相反，被动关节活动而无肌腱收缩所产生的疼痛倾向于将关节病变作为疼痛的产生因素。然而，要将两者区分开来往往并不容易。

在这种情况下，骨髓炎的可能性较小，因为无警示特征、存在支持感染过程的普通影像学表现或白细胞升高。然而，由于这些测试最初可以为阴性，所以如果临床怀疑程度较高，那么医生应该考虑进一步的测试，如 ESR 和 CRP 和（或）MRI 等先进的成像。

Charcot 神经性关节病可被认为是获得性扁平足畸形的一个原因，但除非存在潜在的危险因素，如长期糖尿病，否则这种疾病并不常见。

客观数据

> 全血细胞计数：在正常范围内。
>
> 凝血板：在正常范围内。
>
> 完整代谢：在正常范围内。
>
> ESR和CRP：在正常范围内。
>
> 足踝X线片：扁平足［承重侧视图上跟骨俯仰角10°（正常17°~32°）］。跟骨后结节和内侧结节有骨赘。距骨关节轻度退行性变和关节间隙变窄。未发现硬化或溶解性病变。
>
> 腰椎X线片显示退行性椎间盘疾病L4/L5和L5/S1椎间隙狭窄，未见骨折脱位。
>
> 肌肉骨骼超声显示PTT不均匀，右侧PTT厚度增加。

上述实验室和影像学资料有助于进一步缩小鉴别诊断范围。

根据客观数据可以排除几种病变情况。正常的ESR和CRP可排除感染过程和骨髓炎。

尽管无创伤史使急性移位骨折和脱位的可能性降低，但根据最初拍摄平片的时间，不能完全排除应力性骨折（如果在症状出现后1周内拍摄，通常为阴性）。同样的，无溶解性或囊状病变使骨肿瘤发生的可能性降低。但如果不获得先进的成像技术，如MRI，就不能完全排除这种可能性。

X线片和肌肉骨骼超声显示的客观数据值得注意，提示扁平足、距舟关节退行性变伴关节间隙狭窄和胫后肌腱病。

如果怀疑皮质下病变、骨水肿、非移位性骨折/应力性骨折或难以用超声评估的软组织肿块，则需要进行MRI检查。

无感觉或运动症状使神经传导研究和肌电图（EMG）在这种情况下作用有限。怀疑伴有神经压迫或周围神经病变累及直径较大的神经纤维时，EMG是有用的。对于偶尔由Baxter嵌压性神经病引起的慢性足跟疼痛，包括缺乏皮肤感觉或运动症状，可通过EMG检查确诊。

病理和生物力学综述

在闭链运动中，下肢不同水平的运动［骨盆、髋关节、膝关节、踝部、足（距下、跗骨中部和前足）］是耦合的。旋前和旋后是一种常见的运动模式，其结合了矢状面、额面和轴面的三维运动。

旋前时，前足外展，伴有中足背屈和后足外翻。胫骨和股骨内旋，膝关节外翻。旋后过程中，下肢部分有相反的旋前运动。

尽管这些都是行走过程中出现的正常运动，但任何过度的运动都可能对下肢肌肉骨骼系统产生负面影响。

胫后肌可使后足掌内翻，足底使足弯曲，因此在行走时不利于旋前。其在步态中期最活跃，主要是通过锁定跗中关节（跟骰关节和距骨关节的交叉点）防止足外翻超过中立位置[4]。因此，胫骨后肌功能不全可使足过度内旋，导致后足外翻，因舟状骨下垂导致跗中关节锁定失败，导致扁平足畸形，并使足底前方的负荷转移减少[5]（图8.2）。

胫骨后肌是支撑足弓的重要动力结构。其他起作用的软组织结构包括跟舟足底韧带、足底腱膜、腓骨肌和腓肠肌等[6]。

紧绷的跟腱可通过将跟骨后结节拉向地面反作用力的外侧，加剧后足外翻，从而加剧过度内旋。关于PTT功能障碍的发展存在多种理论，包括退行性变、炎症和创伤等病因。肌腱止点近端约4 cm处的血管减少可导致胫后肌腱退行性变。超过50%的患者的报道支持微创理论的创伤史。肥胖女性，40岁以上者，有高血压、糖尿病和血清阴性关节病病史的女性也更常见[7]。

典型的PTT功能障碍是一种进行性疾病，最初由腱鞘炎开始，然后发展为肌腱伸长和退行性变。随着PTT功能障碍的进展，足部结构畸形随之发生。随着扁平足的发展，继发性疼痛综合征通常是由于足外侧结构（跟骰、骰骨–跖关节）的撞击而发生的。

扁平足是一个描述性术语，而不是诊断，并可分为柔性或刚性。柔性可能是生理性的，也可能与某些疾病有关，如韧带松弛、肥胖、张力过低、外翻足或其他情况。刚性常伴有先天性距骨垂直、跗骨联合、腓骨痉挛和外伤等疾病[8]。

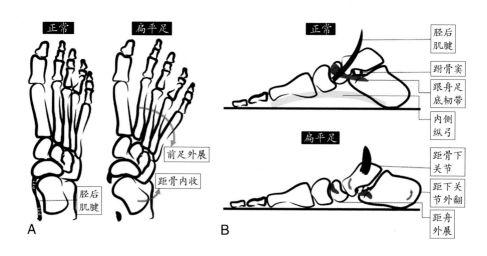

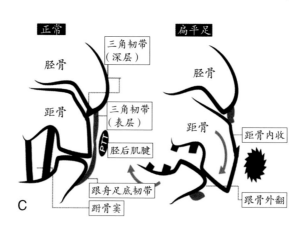

图8.2 （A）轴位、（B）矢状位、（C）冠状位显示胫骨功能障碍。[From Y.-C. Lin, J.Y. Kwon, M. Ghorbacnhoseini, J.S. Wu, The hindfoot arch. Radiol. Clin. N. Am. 54 (5) (2016), 951–968, Fig. 4.]

胫后肌腱功能障碍的临床体征和症状

最初，疼痛和肿胀极其轻微，这会导致症状出现和临床治疗之间的延迟。疼痛通常位于内踝和舟骨结节之间，偶尔会辐射到小腿内侧，伴随疼痛，可能会出现肿胀；然而，其通常很难被患者识别，特别是在有肥胖体质的患者中。

症状进展缓慢，通常因长时间的隔离和体育活动而加重。由于后足和中足外侧结构的撞击，疼痛随着扁平足畸形的进展可转移到足外侧。

胫后神经及胫后神经分支位于 PTT 附近，可能导致患者出现感觉症状或 "跗管综合征" 等症状，继发于胫后肌肌腱滑膜炎伴屈肌支持带内压力增加。

当患者赤足并充分暴露下肢时，应检查下肢的对齐情况。旋前或过度旋前模式包括膝外翻、胫骨内旋、后足外翻（外翻）、中足背伸和前足外展。骨盆可能向同侧倾斜，肢体功能性缩短。在前足外展的情况下，检查者可能从后面观察到更多的足趾，称为 "足趾过多" 征。

下肢长应通过测量从脐或髂前上棘到内踝的距离来评估；然而，精确的测量有时在技术上具有挑战性。

胫骨后肌的功能评估可以通过 "提踵试验" 来完成。首先，让患者同时抬高双足跟来测试双足跟的高度。如果患者能够在未观察到畸形的情况下进行双足提踵试验，则可以通过单侧下肢站立，抬高同侧足跟来进行单足提踵试验。后跟不能内翻提示 PTT 功能障碍。在有明显前足疼痛或平衡功能障碍的患者中，这种测试可能很难进行（图 8.3）。

阻力性肌肉收缩（后足内翻和中足跖屈）引起的疼痛也提示 PTT 介导的疼痛。拇长屈肌和趾长屈肌腱的疼痛程度可通过抵抗拇趾屈曲和小趾屈曲进行评估。

通过进行跟腱腓肠肌试验来评估伴随的跟腱紧密性非常重要。

除了 PTT 功能测试（如提踵试验）中出现轻度疲劳外，神经系统检查正常。检查可能同时存在的跗管综合征或周围神经病变也很重要。

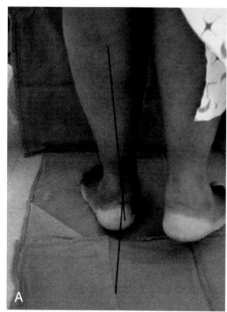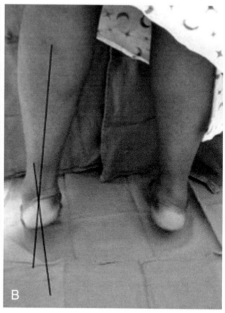

图8.3　提踵试验。（A）单足提踵试验有困难的患者。（B）双足提踵试验伴后足外翻的患者。[From J. Hix, C. Kim, R.W. Mendicino, K.Saltrick, A.R. Catanzariti Calcaneal osteotomies for the treatment of adult-acquired flatfoot, Clin. Podiatr. Med. Surg. 24 (4) (2007) 699-719.]

影像学研究

　　X线片在鉴别结构畸形、大体排列和退行性关节疾病方面非常有用。在创伤治疗中，渥太华踝关节法则有助于减少不必要的成像[9]。如果患者的内踝、外踝、第5跖骨或舟骨底部有压痛，或至少4步不能负重，则X线成像非常有用，其对异常发现具有高度敏感性。

　　在站立的前后位（AP）X线片中，提示扁平足的迹象包括距骨角膜角度＞35°、距骨和第1跖骨角度增加、足跟外翻和距骨未覆盖。在侧向负重视图中，可以测量距骨的长轴与第1跖骨的长轴之间的角度（测量角度），如果向下凸出超过4°则表明存在扁平足。地面和沿跟骨下缘的线之间的跟骨俯仰线（倾斜角，正常17°～32°）也经常用于记录角度减少时的扁平足和增加时的高弓足。

副舟骨并不少见，根据研究结果为 2%~14%。其可能是足内弓疼痛的来源，评估时需要 45° 外翻斜视的 X 线成像。扁平足和副舟骨之间无因果关系，但 PTT 功能障碍可能与副舟骨损伤有关。

重要的是，在 PTT 功能障碍的早期，X 线平片检查结果通常是正常的。

由于 PTT 是一种软组织结构，因此超声（US）或 MRI 对于直接评估 PTT 非常有用。PTT 功能障碍的典型肌骨超声表现包括腱鞘膜积液、异质性增加、肌腱增厚和组织血管增多。没有经验的检查人员可能会将填充破裂 PTT 间隙的肉芽组织或剩余的趾长屈肌肌腱（FDET）视为完整的 PTT。长轴视野中的纤维形态消失和短轴视野中的"扫帚状"外观可区分肌腱和肉芽组织。

MRI 是评估足部和踝关节肌肉骨骼疾病的最佳成像方法；然而疼痛、功能和影像学表现之间缺乏相关性，尤其是在老年患者中。PTT 功能障碍的 MRI 表现通常显示腱鞘炎或肌腱撕裂患者的 T2 信号强度增加。其还可以评估任何皮质内骨病变，如缺血性坏死（Muller-Weiss 病、Freiberg 病）、骨软骨病（Kohler 病）、骨肿瘤、非移位应力性骨折（早期）和韧带扭伤或撕裂。

肌电图

EMG 可用于评估可能伴发的周围神经病变、腰骶神经根病变，或局灶性压迫性神经病变。

常规的感觉神经传导研究（例如，腓肠神经和腓浅神经）可用于识别远端感觉周围神经病变并区分神经节前和神经节后病变。足底（内侧和外侧）神经传导研究可能会增加远端周围神经病变的敏感性，因为在足中测量的节段（足底神经）比腓肠神经（在踝关节中测量）更远。然而，无症状老年患者（年龄 ≥ 65 岁）缺乏反应，且基于年龄和身高的正常参数变化相对较大，这些问题可能导致解释很难进行。

Hoffman 反射研究有助于神经根病变和多发性周围神经病变的早期诊

断；然而，其局限性与感觉神经状况研究相似（在年龄 ≥ 65 岁的正常人中通常无法获得结果）。

如果有明显的弱点，运动神经传导研究和针极 EMG 有助于判断预后。振幅显著降低和离散运动单位募集模式表明预后不良。

由于针极 EMG 可以测试胫神经不同分支（内侧足底、外侧足底和跟骨下分支）支配的肌肉，因此其可用于评估局灶性嵌压性神经病变，如跗管综合征、内侧足底神经病变（跑步者足）、足底外侧神经病变和 Baxter 嵌压性神经病（跟骨下神经病）。

讨论

如果出现警示特征，应怀疑以下疾病，如感染性疾病、Charcot 神经关节病、进行性炎性关节病或肿瘤，这需要及时检查和早期积极治疗。如果排除了症状，可以考虑保守治疗。

紧绷的跟腱在老龄化人群中很常见，对 PTT 的进展有负面影响。因此，在治疗过程的早期，通过拉伸腓肠肌来处理跟腱的紧绷是很重要的。伸展（跟腱复合体的）腓肠肌应以伸直膝关节的姿势进行，而不是屈膝姿势，屈膝姿势只伸展比目鱼肌。为了减轻跟腱拉伸的距下代偿，需要进行轻微的前足内收以限制跗中关节和距下关节的 ROM。

为了减少紧绷的跟腱对距下关节的影响（促进旋前），可以暂时考虑鞋跟皮层。鞋跟皮层可以减少 PTT 上的负荷，也可以减少紧绷的跟腱的代偿反应。可以添加一个带延伸（内侧柱）的内侧跟楔，以适应后足外翻引起的前足内翻。

如果患者穿了旧鞋（通常是内侧外底），则应更换为更宽松的新鞋。患者倾向于选择 PTT 功能障碍进展之前穿的更紧的鞋子。PTT 功能障碍伴纵、横足弓逐渐丧失使患者足部变长、变宽。患者应该被告知更换新鞋的重要性，新鞋应该为可能增加的鞋内插入物或矫形器留有空间。然而，对于有平衡障碍的患者来说，穿更宽松的鞋子可能是一个挑战。

对于PTT的腱鞘炎，Unna靴子敷料可使用1~2周，并可重复2~3次。Unna靴子是一种浸有锌和甘氨酸的半刚性敷料。其通常被用来控制继发于静脉功能不全或淋巴水肿早期的水肿。其可以减少肿胀，并在不干扰体力活动的情况下在PTT上提供相对休息。

矫正法

由于PTT功能障碍具有渐进性，因此临床医生可以考虑在早期阶段积极干预，包括开具加利福尼亚大学生物力学实验室（UCBL）矫形器来支持下距骨中性对齐的处方，减轻过度旋前和舟骨塌陷（图8.4）。UCBL矫形器可能不够坚固，无法用于肥胖患者。在这种情况下，可以考虑使用踝上矫形器（SMO）或亚利桑那踝足矫形器（AFO）。AFO是一种比UCBL矫形器和SMO更有效的矫形器，用于控制距下关节和踝关节运动；然而，由于其庞大的设计，此类矫形器是患者最不耐受的。患者依从性对于获得最佳结果非常重要。物理治疗师应能够解决与使用矫形器相关的常见问题，并应与矫具师密切沟通。

物理疗法

可以尝试一门物理治疗课程，包括腓肠肌伸展训练，增强腓肠肌、内翻肌、足趾屈肌肌力（内在和外在），并进行动态平衡训练。

作为足部核心系统运动的一部分，足部固有肌肉运动越来越受到重视[10]。可使用以下几种方法，包括毛巾卷曲、大理石拾起、缩足练习/足弓运动等。尽管物理疗法对PTT功能障碍的直接益处受到质疑，但毫无疑问，其对整个下肢肌肉骨骼问题是有益的。

药物治疗和注射

短疗程的非甾体抗炎药可以尝试，但需要谨慎，以防止不良反应。如果同时有感觉症状，如刺痛和针刺感，可以尝试抗惊厥药和三环抗抑郁药。麻醉镇痛药和肌肉松弛药很少用于PTT功能障碍患者。

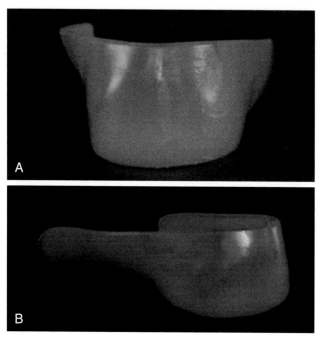

图8.4 加利福尼亚大学生物力学实验室矫形器。（A）后视图。（B）内侧视图。（From LB. Chou, KL Wapne, Conservatve Treatmet of the Foot. Mann's Surgey of the Foot and Ankle, 9e, Saundears, Philadelphia, 2014, Fig. 4.4A and B.）

注射类固醇应谨慎，因为PTT是一个承重结构。在腱鞘炎的早期，可以尝试超声引导下注射到腱鞘，但由于担心肌腱破裂，强烈建议不要重复注射类固醇。

转诊手术

如果患者经过至少几个月的非手术治疗仍无反应，出现致残症状，则可以考虑转诊手术治疗。手术选择包括肌腱滑膜切除术、初级修复、跟骨内侧截骨术、腓肠肌隐窝、肌腱转位术、三关节融合术和侧柱延长术。如果有急性破裂的PTT，则外科转诊不应延误。

总结

患者表现为慢性足踝疼痛，尤其是后足内侧疼痛。患者表现出提示PTT功能障碍的症状和体征，同时被发现有扁平足。进一步的评估包括X线成像和超声成像，其结果证实了诊断。随后，患者接受科普，学会穿宽松的鞋子，使用鞋跟支层装置，并开始家庭锻炼计划，重点是腓肠肌拉伸。在4周的随访中，患者仅有轻微的改善，随后接受了4周的物理治疗，包括短时间的足部运动（内在的足部肌肉强化）、PTT阻力强化运动、继续腓肠肌拉伸和神经肌肉训练，并佩戴定制的UCBL足部矫形器。

3个月后随访，患者主诉疼痛缓解，使用UCBL矫形器时无任何问题。在临床中没有发现扁平足的进展，在诊室内超声检查中也没有发现PTT病变。患者继续遵循家庭锻炼计划。

要点

- 足和踝关节疼痛的潜在病因是多种多样的，可分为肌肉骨骼与神经病变、局部疼痛与远端疼痛。结构方法有助于区分复杂的病因。
- 应注意病史和检查的所有内容，包括疼痛位置、压痛、生物力学评估、刺激试验和功能试验。
- 治疗方案应针对个别患者量身定制，包括教育、支撑、治疗锻炼、精确注射或手术转诊。

临床精粹

胫后肌腱（PTT）是支撑足弓的重要动力稳定装置，PTT功能不全是获得性扁平足最常见的原因。诊断基于临床评估（后足内侧压痛、提踵试验、畸形），超声检查[和（或）MRI]可确认结构病变。PTT功能障碍矫形器包括UCBL矫形器、SMO和AFO。

（苏松川　译　漆伟　校）

参考文献

1. R.E. Cortina, B.L. Morris, B.G. Vopat, Gastrocnemius recession for metatarsalgia, Foot Ankle Clin. 23 (1) (2018) 57–68.

2. N.O. Murai, O. Teniola, W.L. Wang, B. Amini, Bone and soft tissue tumors about the foot and ankle, Radiol. Clin. North Am. 56 (6) (2018) 917–934.

3. J.C. Stanley, A.M. Collier, Charcot osteo-arthropathy, Curr. Orthop. 22 (6) (2008) 428–433.

4. G.C. Pomeroy, R.H. Pike, T.C. Beals, A. Manoli 2nd, Acquired flatfoot in adults due to dysfunction of the posterior tibial tendon, J. Bone Joint Surg. Am. 81 (8) (1999) 1173–1182.

5. D.W. Wong, Y. Wang, A.K. Leung, M. Yang, M. Zhang, Finite element simulation on posterior tibial tendinopathy: load transfer alteration and implications to the onset of pes planus, Clin. Biomech. (Bristol, Avon) 51 (2018) 10–16.

6. D.H. Richie Jr., Biomechanics and clinical analysis of the adult acquired flatfoot, Clin. Podiatr. Med. Surg. 24 (4) (2007) 617–644 vii.

7. G.B. Holmes Jr., R.A. Mann, Possible epidemiological factors associated with rupture of the posterior tibial tendon, Foot Ankle 13 (2) (1992) 70–79.

8. S.E. Yagerman, M.B. Cross, R. Positano, S.M. Doyle, Evaluation and treatment of symptomatic pes planus, Curr. Opin. Pediatr. 23 (1) (2011) 60–67.

9. J. Heyworth, Ottawa ankle rules for the injured ankle, BMJ 326 (7386) (2003) 405–406.

10. P.O. McKeon, J. Hertel, D. Bramble, I. Davis, The foot core system: a new paradigm for understanding intrinsic foot muscle function, Br. J. Sports Med. 49 (5) (2014).

11. S.W. Lee, Musculoskeletal Injuries and Conditions: Assessment and Management, Demos Medical: New York, 2017.

12. T. Propeck, M.A. Bullard, J. Lin, K. Doi, W. Martel, Radiologic-pathologic correlation of intraosseous lipomas, AJR Am. J. Roentgenol. 175 (3) (2000) 673–678.

第9章

纤维肌痛

Kishan A. Sitapara, Michelle Stern

病例资料

患者，女，47岁，肩、髋、背部及上肢疼痛日渐加重8个月后，前往物理医学康复诊所进行治疗。患者主诉疼痛是突然开始的，与此同时感觉很疲惫。疼痛为突然发作，并痛及全身各处，且感到疲劳，以肌肉痛为主，无明显关节疼痛，呈持续性钝痛、跳痛。VAS疼痛评分7分，使用非甾体抗炎药、对乙酰氨基酚、冰敷等无法有效缓解，间或热敷有助于缓解疼痛，但维持时间较短。疼痛严重影响了患者的睡眠，尤其是在睡前和早上，疼痛会加重。患者否认有任何的情绪以及生活状态上的变化，之前的状态一直较好，只是近几个月，由于这突如其来的病痛而变得沮丧。患者由于工作很忙，没有时间锻炼，工作中也是长期处于久坐状态。否认了近期出现过恶心、呕吐、腹泻、呼吸急促、关节肿胀僵硬、体重锐减、呼吸困难、发热或发冷、咳嗽等现象。

既往史：肥胖、高血压。

个人史：职业为接待员，和丈夫及3个孩子住在一个3层楼的步梯房内。每周1~2杯葡萄酒，无烟酒或非法用药史。

手术史：胆囊切除术。

过敏史：贝类。

药物：布洛芬，对乙酰氨基酚（剂量按需），赖诺普利20 mg/d。

生命体征：血压145/85 mmHg；呼吸频率16次/分；心率88次/分；氧饱和度98%（在室内空气中）；体温37.1℃；BMI 35 kg/m^2。

一般情况：表情略痛苦，疲劳不适貌，稍偏内向。

头、眼、耳、鼻、喉均无异态；双侧瞳孔对称，对光有反应；眼外肌完整，巩膜无黄染；口腔黏膜湿润。

颈部：柔软，无甲状腺肿大，未触及甲状腺肿物。

双肺：室内呼吸顺畅，双侧听诊清晰，未闻及哮鸣音、啰音。

心血管：心率和节律正常，未闻及杂音、心包摩擦音和奔马律。

腹部：肥胖，柔软，无压痛。腹部四区可听闻肠鸣音。

四肢：双足非凹陷性水肿。

肌肉骨骼：四肢的主动和被动活动范围大多在正常范围内。在双肩前屈至最大角度及开始外展时疼痛伴自主抵抗。腰部前屈灵活性降低，活动范围受到影响。双侧三角肌、肱二头肌、股四头肌、腓肠肌有压痛感。双侧胸锁乳突肌、头夹肌、斜方肌有压痛感。

神经系统（徒手肌力测试）：双肩展屈、双髋屈曲肌力4级，双肘关节屈伸、手指屈伸、双膝关节屈伸、双踝背屈、双踝跖屈、双侧姆趾背伸肌力均为5级。轻触觉基本良好。

实验室检查：白细胞计数 7.8×10^9/L；血红蛋白 132 g/L；红细胞比容（HCT）40%；血小板 230×10^9/L；红细胞沉降率（ESR）13 mm/h。

影像学检查：暂无。

讨论

纤维肌痛（FM）是一种慢性的功能性疾病，较为广泛的表现为骨骼肌的明显痛感，以及其所引发的一系列症状，例如，疲劳、认知功能障碍、睡眠困难、身体僵硬、焦虑及情绪低落[1]。FM也是导致肌肉骨骼疼痛一种常见原因[2]。FM在美国的发病率为2%~8%，其中女性和男性的比率为 2:1[3,4]，平均发病年龄为30~50岁[6]。危险因素包括性别为女性、教育程度低、家庭收入低、残疾史和中年等[5]。

由于FM这一慢性疾病的性质，很多患者并不能完全从药物治疗中获得效果，这也就直接或间接对家庭及社会造成了不可估量的损失[6]。据调查，

FM患者每年需要预约10~18次初级保健，平均每3年住院1次[6-10]。患者指出，他们会因为疾病导致每周的工作时间减少0.4~3天。在除工作外的一些日常生活中，他们也会失去3.6~35.4小时的时间，这些日常生活包括照顾孩子、做家务、整理花园及其他的一些日常活动[6,10]。

相对于疾病，各项调查表明，从症状的严重程度和成本计算来看，每例患者平均每年的治疗成本为2274~9573美元（1美元≈6.9元人民币），甚至更多[6,8,10,11]。总的来说，FM对临床及社会的经济影响是很大的，甚至与其他的一些慢性疾病（例如，糖尿病和高血压）的影响处于同一水平，然而后者通常会受到医保及非医保体系的更多关注[6,12,13]。

症状

美国纤维肌痛协会进行了一项关于FM患者症状的调查，结果如图9.1所示。在众多关于FM的报道中，疼痛感是最为常见的一种症状。其通常被描述为慢性、深入、广泛且多发的，并伴有明显放射性疼痛、刺痛以及按压痛[14]。除了疼痛外，也会发生其他伴随病症。

鉴别诊断

由于FM的临床表现和由其引起的合并综合征具有很强的多样性，因此诊断的过程常有挑战[14]。有一些疾病的临床表现和FM很相似，例如，甲状腺功能减退和炎症性风湿病。此外，有些药物也会导致疼痛，例如，他汀类、芳香化酶抑制剂、双膦酸盐类、阿片类（阿片类药物诱导的痛觉过敏）[14]。FM患者可能也患有类风湿关节炎、骨关节炎、系统性红斑狼疮（SLE）、椎管狭窄、神经疾病、埃勒斯－当洛斯综合征、睡眠障碍（睡眠呼吸暂停）及情绪焦虑等[14-16]。表9.1总结了在FM诊断的过程中需要考虑的一些其他的关键点，从而进行评估，给出具体的治疗方案。

各项症状的百分比

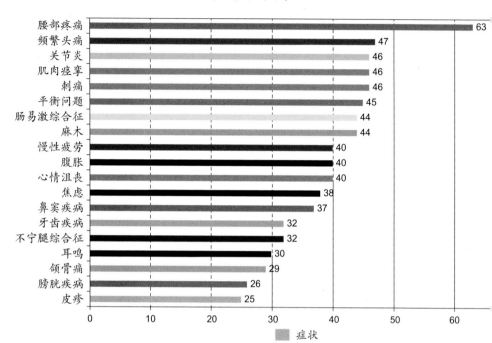

图9.1　美国国家纤维肌痛协会进行的一项调查数据显示了FM患者出现的不同症状的百分比。[From R. Bennett, J. Jones, D.C.Turk, I.J. Russell, L. Matallana, An internet survey of 2,596 people with fibromyalgia. BMC Musculoskelet Disord. 8 (2007) 27.]

表9.1 与FM鉴别诊断相关的一些主要医学疾病汇总

疾病		与FM相区别的其他疾患主要体征和症状
风湿类	类风湿关节炎	主要关节疼痛、对称性关节肿胀、关节线压痛、晨僵>1h
	系统性红斑狼疮	多系统参与、关节/肌肉疼痛、皮疹、光敏、发热
	多关节骨关节炎	关节僵硬、骨擦感、捻发音、多关节疼痛
	风湿性多肌痛	肩肱骨近端和髋部区域疼痛、无力、僵硬，多见于老年人
	多发性肌炎或其他肌病	近端肌肉呈对称性无力、疼痛
	脊椎关节病	脊椎疼痛主要集中在颈部、胸中部、前胸壁或腰椎区域，疼痛和僵硬使脊椎活动受到客观限制
	骨软化症	弥散性骨痛、骨折、近端肌伴有肌无力
神经类	神经病变	跳痛或灼痛、刺痛、麻木、虚弱
	多发性硬化	视觉变化（单侧或双视力丧失）、下肢麻木或带状躯干麻木、口齿不清（构音障碍）
传染类	莱姆病	皮疹，关节炎或关节痛，发生在地方病地区
	肝炎	右上腹疼痛、恶心、食欲下降
内分泌类	甲状旁腺功能亢进	口渴、小便增多、肾结石、恶心、呕吐、食欲减退、骨骼变薄、便秘
	库欣综合征	高血压、糖尿病、多毛、满月脸，体重增加
	Addison病	体位性低血压、恶心、呕吐、皮肤色素沉着、体重减轻
	甲状腺功能减退症	畏寒、思维迟钝、便秘、体重增加、脱发

诊断标准

FM的病因有时不能立刻确认，因此常难以诊断。2018年的一项研究表明，从初次就诊到确诊FM为止的平均时间是6.42年[17]。尤其是年龄较小或者年长的患者，出现其他的并发症时，诊断的时间将会更长[17]。

通常对FM的定义是不断变化的，这也反映出了学界在确诊标准方面的改变和对病症理解的不断加深。1990年美国风湿病学会（ACR）指出，FM的诊断条件是需要身体两侧和腰部上下方存在疼痛至少3个月，在身体的18个痛点中至少有11个点压痛阳性，并且没有其他疾病能更直接地解释这些情况[18]。随后，2010年ACR新的诊断标准将FM定义为一种与疲劳、睡眠和认知障碍相伴随的各躯体症状慢性且广泛的疼痛状态[19,20]。

2010年，ACR的诊断标准侧重于评估症状的严重程度，不再依赖压痛点来检查[5]。相反，还将许多其他的关键特征列为确诊FM的更重要的指标[3,4,20]。这些特征包括疲劳感、认知障碍和躯体症状。具体来讲，新确诊标准是基于广泛疼痛指数（WPI）和症状严重程度（SS）等的综合评估[20]。根据这份新的ACR"建议标准"，FM被定义为：

WPI评分≥7分，SS评分≥5分；或WPI评分为3~6或更高，SS评分≥9分[20]。

症状持续约3个月[20]。

患者没有其他疾病可以解释这种疼痛[20]。

疼痛的区域包括：肩带（左），肩带（右），上臂（左），上臂（右），前臂（左），前臂（右），髋部（臀部，转子，左），髋部（臀部，转子，右），大腿（左），大腿（右），小腿（左），小腿（右），下颌（左），下颌（右），胸部，腹部，上背部，下背部和颈部[20]。

诊断评估

病史

应该采集全面的病史。问诊的问题应强调疼痛的性质、持续时间和位置，也应提到相关的体征和症状，包括关于睡眠、疲劳、心理和体能的问题。认知障碍、情绪障碍和其他精神疾病，以及与FM重叠的其他疾病，可被认为是诊断范围的一部分[2]。这些重叠包括慢性偏头痛或其他头痛疾病、肠易激综合征、慢性盆腔和（或）膀胱疼痛，以及慢性颞下颌疼痛中的症状[2]。

查体

应进行全面的体格检查，仔细检查关节和神经，以确定全身广泛的软组织压痛，并排除有类似症状的其他疾病[2]。检查应包括触诊多处软组织和关节部位，并应进行关节检查，寻找是否存在滑膜炎，触诊关节本身的压痛[2]。一般来说，许多软组织部位触诊时压痛严重，且较关节部位更为剧烈。不应存在软组织或关节肿胀或发红[2]。

实验室检测

FM 没有诊断性的实验室检测、放射学检查或病理发现。因此，检测应该保持在最低限度[2]。

实验室检测本身通常无显著性意义，但对排除其他疾病是必要的。应完成基本的实验室检测，如全血细胞计数（CBC）、红细胞沉降率（ESR）或 C 反应蛋白（CRP）[21]。

CBC 和 ESR 或 CRP 对初步实验室评估是有帮助的。因为 FM 不是一种炎症状态，所以正常的急性期反应物不太可能立即提供隐性炎症紊乱（潜在炎性疾病）的证据[2]。

血清学检查（如抗核抗体和类风湿因子）只有在病史和体格检查提示有炎症或系统性风湿病时才应进行。这些检查在其他健康人群中通常也呈阳性，因此，除非临床高度怀疑有系统性风湿病，否则该检查预测价值极低[22]。

影像学检查

与实验室检测相同，影像学检查主要是为了排除相关疾病或可能与 FM 相似的其他疾病，因为在常规影像学检查中，FM 本身不会引起任何异常[2]。

治疗方案

虽然FM无法治愈，但治疗仍然非常有益。治疗应多学科结合进行，重点是改善功能活动和生活质量，减少疼痛和其他相关症状[5]。由于症状存在差异性且发病机制不清，因此FM的治疗仍然是一个挑战[23]。

图9.2显示了FM患者可以尝试的治疗方法[19]。

非药物治疗

根据欧洲抗风湿病联盟（EULAR）指南，给予FM诊断后，应优先给予非药物治疗[21]。总的来说，考虑成本、患者实施程度、安全性和有效性，体育锻炼无疑是最好的选择，可以作为FM首选的治疗方案[23]。2019年的一项主要针对女性FM的研究就重点强调了运动可以减轻FM的症状，运动不仅可以提高生活质量，减少抑郁，更利于让患者重新恢复日常生活，显著提升幸福感[24]。此外，2017年的一项针对有氧运动对FM成人患者的帮助的研究表明，散步或者游泳等有氧活动能提高心率，进而能够改善病情，提高与健康相关的生活质量（HRQL）。所以，有氧运动对戒断反应、降低疼痛强度，以及引起的疲劳和僵硬是具有临床意义的[25]。不过，虽然体育锻炼是作为FM非药物治疗的首选，但是具体的干预措施和计划尚不明确[26]。

另外，其他的非药物性治疗还包括患者教育、电疗、冷冻疗法和热疗，都证明是有效的，不可忽视的是，患者的心理干预也是治疗的重要组成部分[27]。FM的非药物康复计划通常主要包括认知行为疗法（CBT）、放松训练、团体心理干预、生物反馈和压力管理[27]。其中CBT是最佳的方式，其可以提高患者应对疼痛的能力等级，减少抑郁情绪，从而降低医疗保健的比重，能更积极地提高患者的适应性，从身体和思维两个方面来提高自我能效（证据等级为1A）[5]。

最后，虽然论据有限，但研究病例表明，通过痛点注射、针灸、太极、瑜伽和脊椎按摩的疗法都可以减轻FM[5,28]。

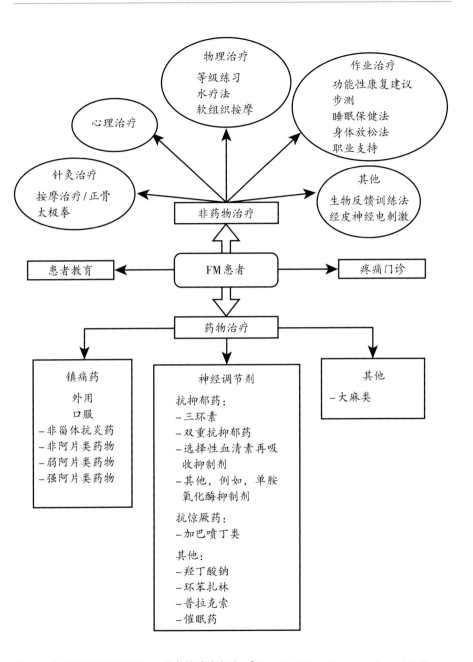

图9.2 该图显示了可用于FM患者的治疗方法。[From H. Cohen, Controversies and challenges in fibromyalgia: a review and a proposal, Ther Adv Musculoskelet Dis. 9 (5) (2017)115-127.]

药物治疗

药物治疗的主要目的是提供药物平衡，帮助患者应对症状，并对非药物治疗和患者教育进行补充[19]。药物治疗的参考性并不高，对此应该对患者的期望进行纠正，尽管药物治疗能够改善FM，但并不意味着能真正治愈疼痛[19]。药物治疗的过程需要谨慎地进行剂量递增，以及短期或长期的副作用检测，需要停用一些无效药物或者停用患者无法耐受副作用的一些药物。表9.2总结了可用于FM治疗的药物疗法。

临床精粹

诊断标准将不再必须有压痛点。

没有完全可靠的诊断方法来确诊FM，只能通过鉴别排除其他的可能性。

治疗需要多学科相结合。

总结

纤维肌痛（FM）是一种慢性功能性疾病，表现为广泛的肌肉骨骼疼痛以及引发的一系列症状，包括疲劳、认知功能障碍、睡眠困难、全身僵硬、焦虑和情绪抑郁[1]。该病也是慢性且广泛的肌肉骨骼疼痛的最常见诱因[2]。FM在美国的患病率为总人群的2%~8%，女性确诊比例高于男性，比例为2∶1[4,5]。明显疼痛是该病最为显著的特征。尽管FM无法治愈，但是积极干预治疗仍然是非常有用的。治疗应该多学科、综合治疗，其重点是改善身体功能，减轻疼痛的同时也缓解其他相关联的症状[6]。由于每例患者的症状不一，发病机制也十分随机，因此FM的治疗仍然是一个挑战[24]。

表9.2　治疗FM的有效药物疗法汇总

治疗	成本	具体方案	证据等级	副作用	临床要点
药物疗法		药物治疗的最佳选择是在主要症状的基础上，从低剂量开始，缓慢增加剂量	5级，共识		临床发现，在进行非药物治疗前，让患者接受有助于改善症状的药物治疗可以使得两种方式相得益彰
三环类药物（目前非一线用药）		阿米替林，每晚睡前10~70mg 环苯扎林，每晚睡前5~20mg	1，A	口干、体重增加、便秘、嗜睡或震颤、眩晕感	如果有效，则此类药物可以改善更多症状，包括疼痛、睡眠、肠和膀胱综合征。同时睡前数小时服用可降低不良反应
5-羟色胺和去甲肾上腺素再摄取抑制剂	度洛西汀是非专利药物，米那普仑为专利药物	度洛西汀，30~120mg/d 米那普仑，100~200mg/d	1，A	恶心、心悸、头痛、乏力、心跳加速和高血压	提醒患者会有短暂性恶心。随餐服用，缓慢增加剂量来提高耐受性米那普仑比度洛西汀的去甲肾上腺素能稍强，对疲劳和记忆力更有帮助，但也更有可能导致高血压
加巴喷丁类	加巴喷丁是非专利药物，普瑞巴林为专利药物	加巴喷丁，800~2400mg/d，分次给药 普瑞巴林，最大剂量600mg/d，分次给药	1，A	镇静，体重增加，头晕	在睡前服用较大或最大剂量可以增加耐受性
γ-羟基丁酸	可用于治疗嗜睡症和猝倒	每晚4.5~6.0 g，分次服用	1，A	镇静，抑制呼吸，严重可致死	显示有效，但因安全考虑未被美国食品药品监督管理局（FDA）批准

（待续）

表9.2（续）

治疗	成本	具体方案	证据等级	副作用	临床要点
低剂量纳屈酮	低	4.5 mg/d	2项小量单中心随机试验		
大麻素	不宜使用	大麻隆，睡前口服0.5mg~1.0mg，每日2次	1，A	镇静，头晕，口干	美国未批准合成大麻素用于疼痛治疗
选择性5-羟色胺再摄取抑制剂（SSRI）	可用于FM的SSRI均是非专利药物（见治疗要点）	氟西汀，舍曲林，帕罗西汀	1，A	恶心，性功能障碍，体重增加，睡眠障碍	旧版本SSRI可能有一些改善疼痛的功效，在较高剂量下对去甲肾上腺素能作用明显新版SSRI（西酞普兰、艾司西酞普兰和去甲文拉法辛）镇痛效果较差或无镇痛效果
非甾体抗炎药		无疗效证据，但对治疗并发的"外周疼痛生成因素"有一定帮助	5，D	对胃肠道、肾脏和心脏有副作用	短期低剂量服用，可以减少不良反应
阿片类药物		曲马朵联合或不联合对乙酰氨基酚，50~100mg/6h，没有证据表明有药效更强的阿片类药物	5，D	镇静，成瘾，耐受，以及阿片类药物导致的痛觉过敏	越来越多的证据表明，阿片类药物治疗慢性疼痛的效果差于先前的预期，其风险等级也差于其他类止痛药

From D.J. Clauw. Fibromyalgia and related conditions. Mayo Clin Proc. 90 (5) (2015) 680–692.

要点

- FM 症状广泛。
- 流行病学研究显示在美国人群中的患病率为 2%~8%。
- 诊断 FM 时，获取完整病史和详尽查体至关重要。
- 无实验室检测、影像学、病理学方面的异常表现。
- 治疗方案包括非药物治疗及药物治疗。

（李云 张玲 邢运 译 马善治 校）

参考文献

1. D. Goldenberg, Diagnosis and differential diagnosis of fibromyalgia, Am. J. Med. 122 (Suppl. 12) (2009) S14–S21.

2. D. Goldenberg, P. Schur, P. Romain, Clinical manifestations and diagnosis of fibromyalgia in adults, UpToDate (2019).

3. D.J. Clauw, Fibromyalgia and related conditions, Mayo Clin. Proc. 90 (5) (2015) 680–692.

4. D.J. Clauw, Fibromyalgia: a clinical review, J. Am. Med. Assoc. 311 (15) (2014) 1547–1555.

5. M. Davies, C. Ward, J. Singh, Fibromyalgia, PM&R KnowledgeNow (2017).

6. B. Ghavidel-Parsa, A. Bidari, A. Maafi, B. Ghalebaghi, The iceberg nature of fibromyalgia burden: the clinical and economic aspects, Korean J. Pain (2015) 169–176.

7. A. Berger, E. Dukes, S. Martin, J. Edelsberg, G. Oster, Characteristics and healthcare costs of patients with fibromyalgia syndrome, Int. J. Clin. Pract. 61 (2007) 1498–1508.

8. R.L. Robinson, H.G. Birnbaum, M.A. Morley, T. Sisitsky, P.E. Greenberg, A.J. Claxton, Economic cost and epidemiological characteristics of patients with fibromyalgia claims, J. Rheumatol. 30 (2003) 1318–1325.

9. A. Berger, A. Sadosky, E. Dukes, S. Martin, J. Edelsberg, G. Oster, Characteristics and patterns of healthcare utilization of patients with fibromyalgia in general practitioner settings in Germany, Curr. Med. Res. Opin. 24 (2008) 2489–2499.

10. A. Chandran, C. Schaefer, K. Ryan, R. Baik, M. McNett, G. Zlateva, The comparative economic burden of mild, moderate, and severe fibromyalgia: results from a retrospective chart review and cross-sectional survey of working-age U.S. adults, J. Manag. Care Pharm. 18 (2012) 415–426.

11. A. Winkelmann, S. Perrot, C. Schaefer, et al., Impact of fibromyalgia severity on health economic costs: results from a European cross-sectional study, Appl. Health Econ. Health Policy 9 (2011) 125–136.

12. Y. Doron, R. Peleg, A. Peleg, L. Neumann, D. Buskila, The clinical and economic burden of fibromyalgia compared with diabetes mellitus and hypertension among Bedouin women in the Negev, Fam. Pract. 21 (2004) 415–419.

13. S. Silverman, E.M. Dukes, S.S. Johnston, N.A. Brandenburg, A. Sadosky, D.M. Huse, The economic burden of fibromyalgia: comparative analysis with rheumatoid arthritis, Curr. Med. Res. Opin. 25 (2009) 829–840.

14. L. Arnold, R. Bennett, L. Crofford, L. Dean, D. Clauw, D. Goldenberg, et al., AAPT diagnostic criteria for fibromyalgia, J. Pain 20 (6) (2019) 611–628.

15. G. Di Stefano, C. Celletti, R. Baron, et al., Central sensitization as the mechanism underlying pain in joint hypermobility syndrome/Ehlers-Danlos syndrome, hypermobility type, Eur. J. Pain 20 (2016) 1319–1325.

16. G.J. Macfarlane, M.S. Barnish, E. Pathan, et al., Co-occurrence and characteristics of patients with axial spondyloarthritis who meet criteria for fibromyalgia: results from a UK national register, Arthritis Rheumatol 69 (2017) 2144–2150.

17. O. Gendelman, H. Amital, Y. Bar-On, et al., Time to diagnosis of fibromyalgia and factors associated with delayed diagnosis in primary care, Best Pract. Res. Clin. Rheumatol. 32 (4) (2018) 489–499.

18. F. Wolfe, H.A. Smythe, M.B. Yunus, et al., The American College of Rheumatology 1990 criteria for the classification of fibromyalgia. Report of the Multicenter Criteria Committee, Arthritis Rheum. 33 (2) (1990) 160–172.

19. H. Cohen, Controversies and challenges in fibromyalgia: a review and a proposal, Ther. Adv. Musculoskelet Dis. 9 (5) (2017) 115–127.

20. F. Wolfe, D.J. Clauw, M.A. Fitzcharles, et al., The American College of Rheumatology preliminary diagnostic criteria for fibromyalgia and measurement of symptom severity, Arthritis Care Res (Hoboken). 62 (5) (2010) 600–610.

21. G.J. MacFarlane, C. Kronisch, L.E. Dean, et al., EULAR revised recommendations for the management of fibromyalgia, Ann. Rheum. Dis. 76 (2017) 318–328.

22. N. Arora, A. Gupta, S.B. Reddy, Antinuclear antibody and subserology testing in the evaluation of fibromyalgia: a teachable moment, JAMA Intern. Med. 177 (2017) 1369.

23. F. Atzeni, R. Talotta, I.F. Masala, C. Giacomelli, et al., One year in review 2019: fibromyalgia, Clin. Exp. Rheumatol. 37 (116) (2019) S3–S10.

24. S. Sieczkowska, G. Vilarino, L.C. de Souza, A. Adrade, Does physical exercise improve quality of life in patients with fibromyalgia? Ir. J. Med. Sci. 189 (1) (2019) 341–347.

25. J. Bidonde, A. Busch, C. Schachter, et al., Aerobic exercise training for adults with fibromyalgia, Cochrane Database Syst. Rev. 6 (2017) CD012700.

26. I.C. Alvarez-Gallardo, J. Bidonde, A. Busch, et al., Therapeutic validity of exercise interventions in the management of fibromyalgia, J. Sports Med. Phys. Fitness 59 (5) (2018) 828–838.

27. R. Gilliland, D. Hommer, Rehabilitation and fibromyalgia, Medscape (2019).

28. L.B. Taw, E. Henry, Acupuncture and trigger point injections for fibromyalgia: East-West medicine case report, Alternative Ther. 22 (1) (2016) 58–61.

第10章

上肢末端肿胀

Subhadra Nori

病例资料

  患者，女，69岁，因"右上肢末端肿胀3个月"入院就诊。右上肢无疼痛，但因右上肢肿胀而感到不适，并且因右上肢的肿胀引起旁人的注意而感到尴尬。肿胀首先从上臂开始，向远端转移，目前已转移至手部。有时感觉右上肢皮温略升高。

  既往史：乳腺癌病史，2年前行"乳房部分切除术"及"放疗"；无糖尿病、高血压、甲状腺功能减退史。无出国旅行史。

  个人史：职业为家庭健康助理，有2个孩子，与家人住在没有楼梯的私人房子中。

  手术史：儿童期行"扁桃体切除术"，2年前行"乳房部分切除术"。

  过敏史：青霉素（+）。

  药物：维生素D，B_{12}抗氧化剂，甲状腺素75 μg/d。

  生命体征：血压130/70 mmHg；呼吸频率14次/分；心率65次/分；体温36.4℃，身高165 cm；体重63.5 kg。

  体格检查：WB，营养良好，无阿尔茨海默病，活动自如。

  头、眼、耳、鼻、喉：眼外肌运动无上睑下垂，无苍白。

  一般情况：警觉，方向感3级，略焦虑。

  四肢：右上肢肿胀，无红斑，触诊皮温稍高，凹陷性水肿。

  长度：肘窝5 cm以上为29 cm，肘窝5 cm以下为18.5 cm。

  肌力：肱二头肌、三角肌、肱三头肌、肱桡肌、前臂伸屈肌、指伸屈肌的肌力为4/5+级。

反射：双侧肱二头肌、肱三头肌和肱桡肌反射为（+）。

感觉检查：上肢所有皮肤感觉正常。

实验室检查：白细胞（7×10^9/L），血红蛋白（120g/L）；全血计数，SMA 18，红细胞沉降率正常。

左上肢X线片：肱骨、桡骨尺骨、腕骨和手指未见溶解或母细胞病变。

手术报道：2年前，患者被诊断为Ⅱ期右侧导管内乳腺癌，行"乳腺癌改良根治术"及"腋淋巴结清扫术"。之后行"放疗"及"他莫昔芬"治疗，未行"乳房重建术"。

病例讨论

本病例为乳腺癌治疗后继发性淋巴水肿，这种途径引起的淋巴水肿患者是特殊的。

最初的重点应该是区分肿胀是急性还是先天性，第2个重点应该是确定其是暂时的还是持久的，第3个重点应该是确定是否存在转移，第4个重点是确诊阶段。淋巴水肿的治疗分为2个阶段：①减少液体的摄入；②支持治疗。

病理和生物力学综述

淋巴水肿是富含蛋白质的液体（淋巴液）在组织中的积累，其通常是由淋巴系统受损所导致。淋巴管功能受损导致淋巴引流的中断。正常情况下，淋巴管会从组织中清除多余的液体并将其输送回循环系统。微淋巴管位于真皮中，编织成网状，然后流入皮下组织的淋巴管，最终通过胸导管直接进入循环系统（图10.1）。循环的任何过程中断都可能导致淋巴水肿。此外，免疫细胞在淋巴系统中成熟。因此淋巴系统是最重要的防御机制之一。

分类

淋巴水肿主要分为原发性淋巴水肿和继发性淋巴水肿。

（1）原发性淋巴水肿是由淋巴系统发育异常引起的，可能在出生时或出生后出现症状。

（2）继发性淋巴水肿是由造成淋巴系统损害的后天条件引起的。最常见的原因是感染、损伤和癌症治疗引起的腋窝、腹股沟、骨盆或颈部的淋巴结切除术，以及放射治疗。在发达国家，癌症治疗行淋巴结切除术是继发性淋巴水肿最常见的原因[1]。考虑到乳腺癌是女性最常见的癌症，因此乳腺癌相关性水肿是最常见的水肿类型[1]。其他导致下肢水肿的癌症有子宫癌、前列腺癌、淋巴瘤、黑色素瘤、外阴癌或卵巢癌。

（3）水肿的风险随着淋巴结摘除数量的增加而增加，仅摘除前哨淋巴结（一组淋巴结中接受原发肿瘤淋巴引流的第一个淋巴结）的风险较小。

（4）丝虫病是由班氏丝虫微丝蚴寄生虫感染引起的，影响超过72个国家的1.2亿人，包括加勒比海和南美洲的部分地区。该病被认为是一种被全球忽视的热带病。成年丝虫常引起亚临床淋巴扩张和功能障碍。该病也被称为象皮肿。约30%的感染者会出现淋巴水肿或鞘膜积液的慢性表现。淋巴水肿主要影响下肢，但也可能发生在上肢、乳房和生殖器。大多数人在感染消除数年后才出现这些症状。患肢复发性继发性细菌感染，表现为剧烈疼痛、发热和寒战，加速淋巴水肿进展到晚期，称为象皮肿[2,3]（图10.2）。

上肢淋巴水肿的发生率

据报道，由于淋巴管横断而进行腋窝淋巴结清扫的患者中，有7%～77%的患者发生淋巴水肿。前哨淋巴结活检的发生率更低（3%~7%）[5,6]。其他被确定的导致淋巴水肿的危险因素有职业、感染、BMI增加、年龄超过65岁和放疗。乳房重建被认为不是导致淋巴水肿的危险因素[7,8]。

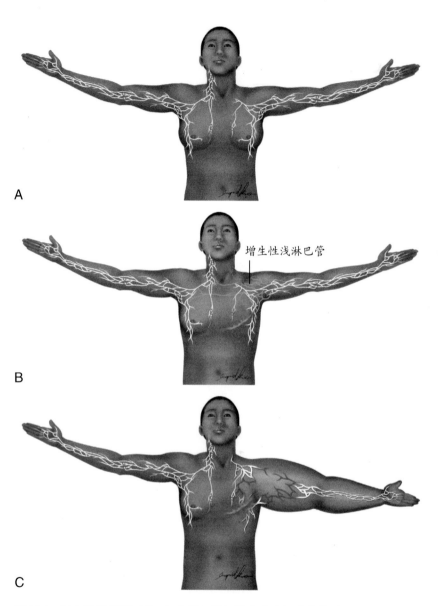

图10.1 （A）淋巴循环正常。（B）淋巴结切除和乳房切除术伴增生性浅淋巴管的形成，因此没有或轻微肿胀。（C）淋巴结切除和乳房切除术，无增生性浅淋巴管形成，因此显著肿胀。（From M. Nitti, G.E. Hespe, D. Cuzzone, S. Ghanta, B.J. Mehrara, Principles and Practice of Lymphedema Surgery, Elsevier, Philadelphia, 2015, 40-50.）

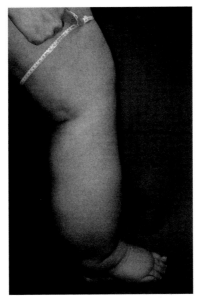

图 10.2　象皮肿。(From M. Nitti, G.E. Hespe, D. Cuzzone, S. Ghanta, B.J. Mehrara, Principles and Practice of Lymphedema Surgery, Elsevier, Philadelphia, 2015, 40–50.)

症状

乳腺癌患者手术同侧的上肢和前文所述的其他癌症患者手术同侧的下肢整个肢体肿胀。通常没有疼痛，除非发生感染。患者也可能因为外表和他人的注意而忧郁。他们还主诉衣服过紧。

神经系统症状，如刺痛、麻木、肌肉无力可能会出现，因为存在周围神经的压迫或臂丛神经癌细胞的浸润。放疗通常影响臂丛的上干，肿瘤影响臂丛的下干[9]。

淋巴水肿的分级

以下系统根据患肢的肿胀程度来诊断和描述淋巴水肿。根据患肢的肿胀、症状和综合征的严重程度进行分级。

Ⅰ期：肢体（上肢或下肢）肿胀，感觉沉重。水肿为凹陷型。

Ⅱ期：肢体肿胀，触感类似海绵，水肿为非凹陷型，触感较硬，可能会出现橘皮样外观（图10.3）。

Ⅲ期：是最晚的阶段。肿胀的肢体可能很大。Ⅲ期淋巴水肿很少发生在乳腺癌患者中。Ⅲ期也称为淋巴象皮肿（图10.2）。

另一种分类方法来自国际淋巴学会（表10.1）。

肢体检查包括：

（1）检查是否有感染或溃疡的迹象。

（2）触诊以评估是否有凹陷或非凹陷，并寻找感染的迹象，如发热、红斑。触诊相应区域是否有淋巴结肿大。

（3）应在腋窝、上臂、前臂、腕部和手指处进行周长测量，并与未受累侧进行比较。通过患侧和健侧之间的周径（＞2 cm）或容积（＜200 mL）差异来确诊。这些应在治疗开始后定期记录，以记录进展情况[1]。

（4）将肢体浸泡在一个装满水的大容器中，排水量代表肢体的体积，这被认为是测量体积的黄金标准[10]。

（5）渗透率测量是一项基于计算机的研究，使用红外光学电子扫描仪来计算患肢的体积[1]。

表10.1　国际淋巴学会的淋巴水肿分期

分期	描述	特征
0	潜在性	淋巴系统受损，无明显水肿
1	原发性，可逆性，急性	凹陷型水肿，随着上肢的抬高而降低。通常，早晨醒来时，肢体或受累部位的体积正常或基本正常
2	原发性，不可逆，慢性	海绵状且无斑点，在Ⅱ期淋巴水肿中发现纤维化，标志着四肢开始硬化和体积增大
3	象皮肿，不可逆，晚期阶段	不可逆，通常肢体很大。组织坚硬且无反应，考虑在这一阶段行抽脂手术

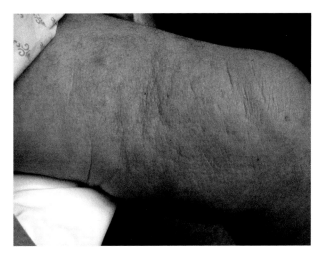

图 10.3　皮肤橘皮样改变。(From A.K. Kurklinsky, T. W. Rooke, Lymphedema, in: W.S. Moore, Moore's Vascular and Endovascular Surgery, A Comprehensive Review, 9e, Elsevier, 2018, Fig. 56-1.)

（6）进行反射试验，并与另一侧进行比较。如果肢体过于肿胀，反射可能难以出现。

（7）对所有关键肌肉进行运动检查以排除周围神经受累。

（8）再次对受累肢体的皮节进行感觉检查，以检查周围神经的受累情况。

最后，寻找霍纳综合征的证据，如果存在，表明臂丛下干可能受累，这是因为交感神经干靠近臂丛下干。如前所述，乳腺癌转移可以扩散到臂丛下干。霍纳综合征（或眼交感神经麻痹）是由交感神经传导中断引起的，其特征是典型的瞳孔缩小三联征（即瞳孔缩小）、部分上睑下垂和半侧面部少汗（如无汗症）。

霍纳综合征的病因包括：

（1）原发性神经元损伤。

（2）脑卒中、肿瘤或节前神经元鸣管，高达33%的脑干损伤患者表现为霍纳综合征。

（3）臂丛损伤。

（4）肿瘤（如肺上沟瘤）或肺尖感染。

（5）节后神经元损伤。

（6）解剖颈动脉瘤–颈动脉缺血。

（7）偏头痛。

（8）颅中窝肿瘤[11]。

诊断

诊断通常由病史和临床检查确定。家族史在原发性淋巴水肿评估中很重要。创伤史或手术史是必要的。如前所述，应采取综合方法检查患者。

其他诊断方法有淋巴系闪烁造影术、超声、CT和MRI。

生物阻抗谱是诊断淋巴水肿的一种新的诊断工具。这是一种在可见变化形成之前对细胞外液隔室进行评估的技术。生物阻抗谱主要集中研究细胞外液导电率的变化[12]。

淋巴系闪烁造影术是对流动时间的核医学研究。将造影剂注射到皮内，可以测量到淋巴结的流动时间，观察其是缓慢的还是完全停止的[13]。

淋巴系造影术将造影剂直接注入周围淋巴管。由于有破坏淋巴管的风险，因此这种技术很少被采用。

另一种选择是MR淋巴管造影术，这是一种全新的技术手段，通过在手或足注射钆来探明淋巴管的通道。这有助于检测水肿的严重程度，同时也可以描述淋巴管的解剖结构和软组织的状态[14]。

治疗

治疗的主要目的是减少水肿和预防并发症，如感染。没有绝对的治疗方法，然而，有效的治疗方案是可行的。治疗方案可以分为非手术治疗和手术治疗。

综合消肿治疗

淋巴水肿的治疗分为两个阶段:还原性治疗（第1阶段）和维持性治疗（第2阶段）。综合消肿治疗（CDT）被认为是淋巴水肿治疗的金标准。

还原阶段

通过技术来减少体积，包括手法淋巴引流和使用压缩设备，如泵或手法加压治疗。自我康复训练（如体育锻炼和适当的皮肤护理）是这一阶段的重要组成部分。

压缩设备

压缩设备是将泵连接到一个袖套，把袖套缠绕在上肢或下肢上,然后时断时续地施加压力。袖套在定时周期里充气和放气。这一充放的动作对液体通过淋巴管和静脉可能有帮助，并防止液体在上肢或下肢积聚。在压缩绷带或衣服中加入压缩设备可能会有帮助，绷带用于短期治疗，衣服用于长期治疗。

这些设备的使用应由受过专业训练的专业人员监督，因为过大的压力会损害皮肤表面的淋巴管。管状绷带提供短的拉伸和"工作压力"，使肌肉收缩导致组织液流动[15]。

维持阶段

在体积减小后，使用弹性服装（弹性长袜/弹性袖子/弹性手套）和绷带。弹性服装比绷带更受社会欢迎。这些紧身服装在长度和宽度上都有伸缩性。此类服装需要根据个人需求进行定制，并应该在白天穿。其提供的压力为18~60 mmHg。淋巴水肿的患者需要的压力值在该范围内。

应注意排除急性炎症的存在，如蜂窝织炎、充血性心力衰竭和急性期静脉血栓形成，因为综合消肿治疗在这些情况下是禁忌的。

对于感觉麻痹、神经麻痹或闭塞性周围动脉疾病（严重缺血肢体禁忌证）的患者，也必须谨慎选择这种治疗方法。

护肤：淋巴是一种富含蛋白质的液体，淋巴瘀滞是很好的感染源。因此，对患者进行卫生教育和避免皮肤损伤是至关重要的。一些医疗中心会定期提供一份"应做和不应做"的清单。

微淋巴管密度：在该过程中，软性刺激物被用来引导淋巴液从患肢皮下组织流出，并缓慢地诱导其进入正常功能的淋巴系统。治疗集中在患肢的皮下组织，只能使用软压片。

运动：轻度运动和有氧运动都可以帮助淋巴管将淋巴液排出患肢，减少肿胀。应该鼓励患者抬高肢体，尤其是在夜间。运动的目的是假定肌肉运动抑制毛细血管渗漏，从而改善水肿。此外，淋巴管压力改善瓣膜功能，促进淋巴诱导[16]。

药物：有多种药物被使用。

在初始阶段，利尿剂通过利尿对一些患者有效。然而，该药物对淋巴水肿的治疗是有限的，其可能引起体液和电解质不平衡。长期服用并无帮助，应该避免。

苯并吡喃酮：口服苯并吡喃酮可水解组织蛋白，同时激活淋巴转运通道，促进其吸收。优势并不明显，肝大是潜在的副作用。

抗菌药物：如果炎症发生，抗生素可在淋巴水肿的治疗中发挥作用。在查看炎症的血液学检查，如白细胞增多和CRP阳性反应后，应使用广谱抗生素（包括青霉素和头孢菌素），同时应停用谷丙转氨酶进行休息。如果血液学数据正常，应停止抗生素治疗。

免疫疗法

自体淋巴被激活并注入动脉可能激活患肢间质组织中的巨噬细胞，分解过量的蛋白质。然而，其持续作用仍有待验证。

基因治疗

特别是在原发性淋巴水肿的患者中，基因异常常被报道。最近的研究报道了与肝细胞生长因子（HGF）相关的新生血管。HGF的临床研究是为了观察周围血管的生长[17]。

激光治疗

低强度激光治疗（LLLT）已被证明可以改善可测量的物理参数，以及主观疼痛分数[18]。有理论认为，低强度激光治疗通过刺激新的淋巴管的形成、改善淋巴流动和防止纤维化组织的形成来增加淋巴引流[19]。

低强度激光治疗通常与CDT联合使用。

手术

几种还原技术和生理学技术正在被使用。

直接切除

这项技术被称为查尔斯手术，所有的皮下组织、淋巴组织和植皮都被完全切除[20]。该方法虽然能减少液体容积，但也能毁容，其需要输血和漫长的伤口愈合时间。直接切除技术可能包括全层皮肤移植或真空辅助闭合治疗[21]。在极端情况下，该技术可以提高生活质量。

抽脂术

抽脂术包括手术减容，已被证明对先天性和后天引起的淋巴水肿都有效，在上肢效果更好。抽脂术已被证明在将体积缩小到接近正常水平方面非常有效[22]。

淋巴管静脉吻合术、淋巴细胞淋巴管旁路术和淋巴结转移利用最新的技术来帮助识别淋巴通道和淋巴结[23]。

总结

　　淋巴水肿是一种毁灭性的疾病，因其不容易治愈。治疗方法引起患者不适，并导致患者身体和心理疾病。淋巴水肿会以各种方式影响患者的日常活动和自尊。现代手术和非手术治疗为患者解决淋巴水肿提供了多种方法。尽管最近取得了许多进展，但治疗方案需要进一步研究才能治愈这种疾病。

要点

- 淋巴水肿通常继发于乳腺癌的治疗。
- 淋巴水肿可导致严重的心理和社交障碍。
- 早期治疗很重要。
- 有几种管理方法可供选择，因此谨慎选择对于取得更好的结果至关重要。

（彭正刚 译　漆伟 校）

参考文献

1. Lymphedema: diagnosis and treatment, In: C.H. Thorne (Ed.), Grabb and Smith's Plastic Surgery, 7e, Wolters Kluwer Health, 2013, 980–988.
2. G. Dreyer, J. Noroes, J. Figueredo-Silva, New insights into the natural history and pathology of bancroftian filariasis: implications for clinical management and filariasis control programmes, Trans. R. Soc. Trop. Med. Hyg. 94 (6) (2000) 594–596.
3. J. Figueredo-Silva, G. Dreyer, Bancroftian filariasis in children and adolescents: clinical-pathological observations in 22 cases from an endemic area, Ann. Trop. Med. Parasitol. 99 (8) (2005) 759–769.
4. M. Noguchi, Axillary reverse mapping for breast cancer, Breast Cancer Res. Treat 119 (2010) 529–535.
5. W.P. Francis, P. Abghari, W. Du, C. Rymal, M. Suna, M.A. Kosir, Improving surgical outcomes: standardizing the reporting of incidence and severity of acute lymphedema after sentinel lymph node biopsy and axillary lymph node dissection, Am. J. Surg. 192 (2006) 636–639.
6. T. DiSipio, S. Rye, B. Newman, S. Hayes, Incidence of unilateral arm lymphoedema after breast cancer: a systematic review and meta-analysis, Lancet Oncol. 14 (2013) 500–515.
7. J.M. Armer, B.R. Stewart, Post-breast cancer lymphedema: incidence increases from 12 to

30 to 60 months, Lymphology 43 (2010) 118–127.

8. A.S. Gur, B. Unal, G. Ahrendt, et al., Risk factors for breast cancer-related upper extremity lymphedema: is immediate autologous breast reconstruction one of them? Cent. Eur. J. Med. 4 (2009) 65–70.

9. S.H. Kori, K.M. Foley, J.B. Posner, et al., Brachial plexus lesions in patients with cancer, 100 cases, Neurology 31 (1981) 45.

10. O. Kayıran, C. De La Cruz, K. Tane, A. Soran, Lymphedema: from diagnosis to treatment, Turk. J. Surg. 33 (2) (2017) 51–57.

11. C.M. Bardorf, Horner's syndrome, Medscape (2017).

12. B.H. Cornish, M. Chapman, C. Hirst, et al., Early diagnosis of lymphedema using multiple frequency bioimpedance, Lymphology 34 (2001) 2–11.

13. NLN Medical Advisory Committee, The Diagnosis and the Treatment of Lymphedema. Position Statement of the National Lymphedema Network, Feb, 2011. Available from: http://www.lymphnet.org.

14. L.M. Mitsumori, E.S. McDonald, P.C. Neligan, J.H. Maki, Peripheral magnetic resonance lymphangiography: techniques and applications, Tech. Vasc. Interv. Radiol. 19 (2016) 262–272.

15. H.N. Mayrovitz, The standard of care for lymphedema: current concepts and physiological considerations, Lymphat. Res. Biol. 7 (2009) 101–108.

16. A.L. Moseley, N.B. Piller, C.J. Carati, The effect of gentle arm exercise and deep breathing on secondary arm lymphedema, Lymphology 38 (2005) 136–145.

17. H. Shigematsu, K. Yasuda, T. Iwai, et al., Randomized, double-blind, placebo-controlled clinical trial of hepatocyte growth factor plasmid for critical limb ischemia, Gene Ther. 17 (2010) 1152–1161.

18. B. Smoot, L. Chiavola-Larson, J. Lee, H. Manibusan, D.D. Allen, Effect of low-level laser therapy on pain and swelling in women with breast cancer-related lymphedema: a systematic review and metaanalysis, J. Cancer. Surviv. 9 (2015) 287–304.

19. J. Robijns, S. Censabella, P. Bulens, A. Maes, J. Mebis, The use of low-level light therapy in supportive care for patients with breast cancer: review of the literature, Lasers Med. Sci. 32 (2017) 229–242.

20. R.H. Charles, Elephantiasis scroti, In: A. Latham, T.C. English (Eds.), A System of Treatment. III, Churchill Livingstone, London, 1912, 504–513.

21. G. Tahan, R. Johnson, L. Mager, A. Soran, The role of occupational upper extremity use in breast cancer related upper extremity lymphedema, J. Cancer Surviv. 4 (2010) 15–19.

22. H. Brorson, From lymph to fat: complete reduction of lymphedema, Phlebology 25 (Suppl. 1) (2010) 52–63.

23. D.W. Chang, Lymphaticovenular bypass for lymphedema management in breast cancer patients: a prospective study, Plast. Reconstr. Surg. 126 (2010) 752–758.

第11章

刺痛和麻木

Lynn D. Weiss

病例资料

患者，男，68岁，因"双足麻木"就诊于物理医学与康复诊所。患者主诉2年来，双足麻木感逐渐加重。无乏力。双足麻木的程度为轻度的疼痛不适（3/10），但影响行走的舒适感。

既往史：糖尿病病史20年。肥胖（BMI为31 kg/m²），高血压，胆固醇升高。服用二甲双胍、氢氯噻嗪和立普妥。

个人史：患者目前已退休，曾从事清洁工作41年。从16岁开始，患者每天抽烟约1包，每天喝啤酒4~8瓶。患者日常生活能自理，能够独立行走。和妻子一起住在一个没有台阶的牧场房子里。其他家庭成员无此症状。

手术史：无。

过敏史：无已知的药物过敏。

药物：二甲双胍500 mg，每次2片，每天2次；氢氯噻嗪25 mg，每次1片，每天2次；阿托伐他汀20 mg，每次1片，每天1次。

生命体征：血压140/90 mmHg；呼吸频率15次/分；心率72次/分；体温36.7℃；身高172.7 cm；体重92.5 kg；BMI 31 kg/m²。

体格检查

男性，发育良好，无急性面容。

头、耳、眼、鼻、喉（HEENT）：双眼活动正常，无眼睑下垂。

一般情况：警觉，有方向感。无剧烈疼痛。

四肢：无水肿，无手术瘢痕。

肌肉骨骼系统检查

颈、腰活动度（ROM）：各方向活动正常。

肌力检查

双侧上、下肢肌力5级。

无肌肉萎缩。

深腱反射：肱二头肌腱反射、三头肌腱反射、膝反射（++），踝反射（+）。双侧跖反射正常，Hoffmann征（–）。

感觉检查

双侧踝关节远端的轻触觉和针刺觉减退。双侧指尖的轻触觉和针刺觉轻度减退。双下肢本体觉受损。双下肢震动觉减退。

皮肤：无皮疹或破溃。

脉搏：正常。

步态：步态正常，无偏差。连续行走有轻度困难。

语音：正常。

小脑：指鼻试验正常。

实验室检查：全血细胞计数（CBC）正常，凝血相正常，糖化血红蛋白（HbA1c）升高8.9%，全代谢指标检查血糖升高2.2g/L，肾功能正常。

维生素 B_{12} 和叶酸：正常。

血清蛋白电泳（SPEP）：正常。

重金属检查：阴性。

胸部X线片：无浸润或占位性病变。

肌电图（EMG）检查：末梢感觉运动、轴突和脱髓鞘多发性周围神经病变，下肢重于上肢。下肢远端肌肉自发电位异常（失神经支配）。上述检查结果并不是出现在同一个肌群或同一个周围神经分布区域内。

综合讨论

双侧肢体远端有刺痛和麻木的患者，提示临床医生应该考虑多发性周围神经病变。多发性周围神经病变可以是后天获得的，也可以是先天性的。其他家庭成员的相关疾病的家族史询问必须作为家族史的一部分。应评估多发性周围神经病变，以及会引起肢体远端麻木的其他原因。注意多发性周围神经病变和其他疾病可以共存。例如，多发性周围神经病变患者更容易发生嵌压性神经病变，而存在其他疾病时也可能伴随多发性周围神经病变。此外，评估导致患者多发性周围神经病变的原因很重要，因为这将影响治疗方案。

在采集病史时，应询问患者最近是否患有病毒性疾病，是否有服用任何新的药品，或者是否接触过溶剂或重金属。

常见的鉴别诊断

1.糖尿病周围神经病变

患者有糖尿病病史，以及血糖控制不良（证据是 HbA1c 水平升高）。

2.酒精中毒性周围神经病变

患者有长期饮酒史。酒精中毒性神经病变可在长期饮酒的患者身上出现。

3.化学物品中毒性周围神经病变

患者作为一名清洁工，可能接触了对周围神经系统有毒的化学物品（重金属、铅、汞、砷等）。

4.其他原因引起的周围神经病变

此类病变可能包括未诊断出的甲状腺疾病、HIV 或其他疾病。

5.恶性副肿瘤综合征

该病可引起神经病变。通常是由肺小细胞癌引起的。该患者有吸烟史，因此患此类神经病变的风险较高。

6.大腿近端的神经卡压

患者发生该病的可能性低，因为该患者症状呈对称性且双手轻微不适。在下肢的任何部位均可能出现神经卡压。常见区域包括：

（1）踝管：通常导致足跖面麻木，而不影响足背。

（2）腓骨头处卡压致腓神经病变：通常导致足背部麻木，而不影响足跖面。

（3）腰骶丛神经病变：可能性较小，因为此类病变很少发生在双侧，患者通常表现为一个周围神经分布区域的麻木感（与"袜子或手套"样分布相反）。运动功能也可能受到影响。

（4）神经根病变：可能性较小，因为症状为双侧且不超过踝部。神经根病变的症状通常包括背痛、运动无力和神经根分布区域的麻木感。

（5）椎管狭窄：可能性较小，因为椎管狭窄通常表现为背痛（屈曲时改善），以及不超过膝关节的疼痛和麻木。症状可以是双侧的。

7.上运动神经元病变

患者发生中枢神经系统病变的可能性较小，因为该患者感觉损伤的分布区域（远端和双侧，影响上肢和下肢）与该病存在差异，且其肌张力正常、Hoffman征阴性、跖反射正常。

8.遗传性周围神经病变

患者发生此类病变的可能性较小，因为缺乏家族史，但还不能排除。

9.周围血管疾病

该病通常发生在肢体远端，可能与多发性周围神经病变的症状相似。然而该患者的脉搏正常。

10.糖尿病肌萎缩

该病可发生于糖尿病患者。该病经常表现为急性发作的单侧疼痛和无力（但也可能是双侧），随后是严重的肌肉萎缩。相对于肢体远端的多发性周围神经病变，这种神经受累通常发生在肢体近端。该患者无肢体近端疼痛，慢性起病，无肌肉萎缩。

11.药物副作用引起的神经病变

许多药物的副作用可以引起多发性周围神经病变，包括一些癌症药物、解酒药物、抗惊厥药物、免疫抑制药物、抗生素和心脏或血压药物。

12.自身免疫性炎性神经病变

此类病变包括吉兰–巴雷综合征［急性炎性脱髓鞘多神经病变（AIDP），以及慢性炎性脱髓鞘多神经病变（CIDP）］。患者先前可能存在病毒感染。通常在吉兰–巴雷综合征中，症状急性发作并逐渐加重。而该患者症状发作更缓慢，且局限分布于肢体远端。

13.维生素缺乏引起的神经病变

此类病变可继发于维生素缺乏，特别是维生素 B_{12} 和叶酸缺乏。这在酗酒的患者中可以看到。

14.特发性神经病变

此类病变在周围神经病变患者中的占比高达46%[1]，其原因尚不清楚。

15.小纤维神经病变

此类病变影响较小的C型神经纤维。因为神经传导检测只能评估较大的神经纤维，这种类型的神经病变在神经传导检测（NCS）/EMG检查中结果将为阴性。

病例讨论

患者有多项患多发性周围神经病变的原因，包括糖尿病、饮酒、可能接触有毒化学物品和吸烟。患者主诉双足麻木和刺痛，但在体格检查时，双手也受到轻微的影响。这在多发性周围神经病变中很常见，因为下肢的神经比上肢的神经更长、温度更低。然而，必须排除其他与周围神经病变相似或与周围神经病变共存的疾病。

早期EMG检查有助于进一步缩小鉴别诊断范围。糖尿病性周围神经病变通常表现为肢体远端的感觉运动、轴突和脱髓鞘的多发性周围神经病变。这类神经病变的另一个主要原因是尿毒症性周围神经病变。因为该患者肾功能正常，所以这种可能性很低。神经病变的运动轴突病变可以解释肢体远端的失神经支配情况。患者的实验室检查结果进一步表明，引起多发性周围神经病变最可能的原因是糖尿病。

病理和生物力学综述

关于糖尿病性周围神经病变神经损害的确切机制尚不清楚。高血糖症的毒性可能起了作用[2]。其他因素包括神经的炎性、代谢性和缺血性损害。

神经病变的临床症状和体征

神经末梢在肢体远端的分布情况导致多发性周围神经病变的症状通常表现为"袜子或手套"样分布。双足通常比双手先受影响。症状很少向近端超过膝关节和肘关节。症状取决于受影响的神经纤维种类。感觉神经受影响的症状包括麻木、刺痛、疼痛、烧灼感和（或）感觉过敏或感觉减退。如果运动神经纤维受到影响，则可能会出现肢端乏力。自主神经系统也可能受到影响，包括心血管系统、胃肠系统和汗腺。主诉可能包括腹痛、腹泻、便秘、直立性低血压、心律失常、晕厥、排泄障碍、泌汗障碍和热耐受不良。这些症状通常逐渐发作。患者可能注意到行走困难和精细运动障碍逐渐加重。

体格检查结果可以反映神经损害的类型和严重程度。轻触觉、针刺觉和震动觉均可能受到影响。本体感受器受损可能会导致平衡感降低。深腱反射可能会减弱，特别是肢体远端的深腱反射。如果运动神经纤维受到损害，肌力可能会降低，出现肌肉萎缩（肢体远端比近端严重）。自主神经功能紊乱也可能会出现。由于患者可能感受不到肢体远端的疼痛，因此查看有无皮肤破溃很重要，特别是足底皮肤。

肌电图检查

EMG检查（尤其是神经传导检查）可用于鉴别多发性周围神经病变和其他神经损伤，包括局灶性的神经卡压综合征（例如，踝管综合征）和神经根病变。EMG对可能和神经病变同时存在的神经和肌肉病变也很有诊断价值。EMG可以评估神经病变的类型（轴突病变、脱髓鞘病变，或两者均有；感觉神经病变、运动神经病变，或两者均有；远端或近端病变；一致或节段性病变）。

　　EMG检查有助于进一步预测病变的进展。传导速度减慢和远端潜伏期数量的增加表明脱髓鞘病变的严重程度。复合运动动作电位（CMAP）和感觉神经动作电位（SNAP）的分散也值得注意，特别是在继发性周围神经病变中。波幅的降低表明轴突病变的严重程度。如果肢体远端失神经支配损害严重，那么那些肌肉中的运动神经单元也会严重受损。这表明了严重的轴突损害和较差的预后。慢性损害可以通过运动神经单元的变化来评估。

　　根据EMG检查的结果，可以排除鉴别诊断中提出的其他原因的周围神经病变（表11.1）[3]。酒精中毒性周围神经病变通常表现为轴突感觉运动神经病变。中毒性神经病变也常表现为轴突感觉运动神经病变。副肿瘤综合征性周围神经病变在EMG上表现为典型的感觉轴突神经病变。卡压性神经病变的典型表现为卡压区域的神经传导速度减慢或传导阻滞（神经失用症）。神经根病的典型表现为正常的神经传导，但可能表现为神经根分布区域的失神经支配。椎管狭窄通常表现为双侧多节段椎管旁失神经支配，但在肢体中很少发现异常（通常肢体近端的异常表现多于远端）。上运动神经元病变的神经传导正常，无失神经支配。但受中央病变控制的肌肉群可能减少。遗传性神经病变通常表现为均一的脱髓鞘病变，而获得性神经病变则相反。在获得性神经病变中，一些节段的传导速度变快，一些节段的传导速度变慢。

影像学检查

　　该患者有长期吸烟史，因此有理由安排进行胸部X线检查以排除恶性肿瘤。如前所述，小细胞癌可引起副肿瘤综合征，出现周围神经病变的症状。副肿瘤综合征性神经病变通常是感觉轴突病变。在本例中，患者表现为感觉运动、轴突和脱髓鞘性神经病变。如果该患者确实有单纯的感觉轴突神经病变，那么安排进行胸部CT检查就是合理的。

　　因为无轴性疼痛的证据，所以无须进行MRI检查。

表11.1　多发性神经病变（一例有刺痛和麻木症状的患者）

EMG检查结果	均一的脱髓鞘病变混合感觉运动多发性神经病变	节段性脱髓鞘性多发性神经病变，运动损伤＞感觉损伤	轴突损失多发性神经病变，运动损伤＞感觉损伤	感觉轴突损失神经病变	轴突损失混合性感觉运动多发性神经病变	混合性轴突和脱髓鞘感觉运动多发性神经病变
CMAP波幅	正常	降低，继发于分散或传导阻滞	降低	正常	降低	降低
运动延迟时间	增加	增加	正常	正常	正常	增加
运动传导速度	降低	降低	正常	正常	正常	降低
CMAP分散	无	有	无	无	无	无
SNAP波幅	正常	正常或降低	降低（通常）	降低	降低	降低
SNAP传导速度	降低	降低（有时）	正常	正常	正常	降低
针极EMG：能否发现纤维性颤动和正向尖波	无（正常）	无（正常）	有	无（正常）。针极EMG只评估运动神经纤维	有	有

（待续）

表11.1（续）

EMG检查结果	均一的脱髓鞘病变混合感觉运动多发性神经病变	节段性脱髓鞘性多发性神经病变，运动损伤＞感觉损伤	轴突损失多发性神经病变，运动损伤＞感觉损伤	感觉轴突损失神经病变	轴突损失混合性感觉运动多发性神经病变	混合性轴突和脱髓鞘感觉运动多发性神经病变
常见疾病	1.遗传性运动感觉神经病变Ⅰ、Ⅲ、Ⅵ型（肢体远端乏力不伴肌肉萎缩） 2.异染性脑白质营养不良 3.克拉勃脑白质营养不良 4.肾上腺脊髓神经病 5.先天性髓鞘形成不足性神经病 6.丹吉尔病 7.科凯恩综合征 8.脑腱黄瘤病	1.AIDP：吉兰-巴雷综合征（肢体近端乏力逐渐加重） 2.CIDP（不对称的下肢乏力） 3.骨硬化性骨髓瘤 4.麻风病 5.急性砷中毒性多发性神经病变 6.药物性的（胺碘酮、哌克昔林）高剂量阿糖胞苷癌、AIDS	1.副肿瘤性运动神经病变（肢体远端乏力） 2.卟啉症 3.轴突性吉兰-巴雷综合征 4.遗传性运动感觉神经病变Ⅱ型和Ⅴ型 5.铅中毒性神经病变 6.氨苯砜中毒性神经病变	1.副肿瘤神经病变（感觉损伤，肢体远端疼痛） 2.遗传性感觉神经病变Ⅰ~Ⅳ型 3.弗里德赖希共济失调 4.脊髓小脑变性 5.无β脂蛋白血症（巴-科病） 6.原发性胆汁性肝硬化 7.急性感觉神经病变 8.顺铂中毒 9.淋巴瘤引起的感觉神经病变 10.慢性特发性共济失调性神经病变 11.干燥综合征 12.Fisher变异型吉兰-巴雷综合征 13.副蛋白血症 14.吡哆醇中毒 15.淀粉样变	1.酒精中毒性多神经病变（远端对称性无力） 2.维生素（硫胺素、B_{12}）缺乏症（对称性肢体远端乏力） 3.痛风性神经病变 4.金属引起的神经病变（如汞、铊、黄金） 5.结节病 6.结缔组织病（如类风湿关节炎、系统性红斑狼疮） 7.肥胖患者的胃切除术、胃缩小手术 8.慢性肝病 9.慢性病引起的神经病变 10.甲状腺功能减退 11.强直性肌营养不良 12.AIDS 13.危重症性神经病变 14.莱姆病 15.长春新碱引起的神经病变 16.中毒性神经病变（丙烯酰胺、二硫化碳、一氧化碳）	1.糖尿病多发性神经病变（对称性肢体远端乏力） 2.尿毒症（对称性肢体远端乏力）

AIDP，急性炎性脱髓鞘多神经病变；AIDS，获得性免疫缺陷综合征；CIDP，慢性炎性脱髓鞘多神经病变；CMAP，复合运动动作电位；EMG，肌电图；SNAP，感觉神经动作电位。

From J. Weiss, L. Weiss, J. Silver, Easy EMG a Guide to Performing Nerve Conduction Studies and Electromyography, 2e, Elsevier, Philadelphia, 2016

实验室检查

应对患者进行可能导致神经病变的疾病的评估，特别是在原发病因不明显的情况下。可能包括HbA1c、血尿素氮（BUN）和肌酐、维生素B_{12}、叶酸、SPEP、重金属检测、甲状腺检测、HIV和红细胞沉降率（ESR）。

讨论

对于出现肢体远端麻木和刺痛的患者，必须考虑多发性周围神经病变，但必须排除其他疾病。此外，区分神经病变的类型非常重要，以便进行恰当的治疗。周围神经病变的病因多种多样。确定是轴突、髓鞘受影响，还是两者都受影响很重要。明确是运动神经纤维、感觉神经纤维受影响，还是两者都受影响也同样重要。最后，要注意这些症状是否是在肢体远端多于近端。

一旦诊断明确了神经病变的类型，接下来就要给予相应的治疗。此外，可以开始对症治疗，通常是药物治疗。

预后取决于神经病变的严重程度。神经病变越严重，预后越差。通常轴突神经病变的预后比脱髓鞘神经病变差。

糖尿病多发性周围神经病变的预防很重要。在糖尿病患者确诊时，就有10%的患者受到糖尿病神经病变的影响。在糖尿病患者确诊后10年内，40%~50%的患者会发展为糖尿病神经病变[4]。神经病变一旦形成，即使进行严格的血糖控制，通常也是不可逆的。1型糖尿病患者的血糖控制比2型糖尿病患者更有效。几项研究表明，更严格的血糖控制可以帮助改善1型和2型糖尿病患者的神经传导，并有助于预防1型糖尿病患者神经病变临床症状的进展[5]。

如果不能确定多发性周围神经病变的病因（特别是在EMG检查为阴性的患者中），可以考虑行皮肤活检和自主神经功能检测。如果怀疑血管炎或淀粉样变，则可以考虑行神经活检。

治疗

药物治疗

周围神经病变包括以下几种治疗方案。

抗抑郁药：抗抑郁药（三环类药物和抑制血清素和去甲肾上腺素再摄取的药物）可能会改变中枢神经系统对疼痛的感知。这些药物包括度洛西汀、阿米替林和地昔帕明。开始应使用低剂量，然后逐渐增加，直到疼痛得到缓解。

抗惊厥药：此类药物包括普瑞巴林[6,7]和加巴喷丁。普瑞巴林被认为是通过降低P物质和谷氨酸水平，并改善去甲肾上腺素的释放而起作用。加巴喷丁影响电压门控钙通道。两者都被认为是膜稳定介质。与抗抑郁类药物相同，起始剂量应较低，然后逐渐增加。

局部乳膏：利多卡因贴剂的使用价值有限[8]。辣椒素乳膏有时用于治疗糖尿病多发性周围神经病变。虽然在治疗带状疱疹后的神经痛症状方面有效，但很少有证据表明其对糖尿病性神经病变患者有益[9]。

阿片类药物很少用于治疗神经病理性疼痛[10]。

足部护理

对伴有多发性周围神经病变的糖尿病患者的护理必须包括充分的足部护理。糖尿病患者发生并发症（特别是溃疡）的风险增加，原因包括失去感觉保护、血管疾病和愈合不良（继发于血管和代谢因素）。患者应定期咨询足科医生，并应被警告不要自己剪足趾甲。正确的足部护理指导包括告知患者如何检查自己的足部，通常使用长柄的镜子，以确保能看到足底。这有助于防止溃疡、皮肤破溃、感染，甚至可能发生的截肢。带有高足趾盒的特殊鞋类可能有助于防止皮肤破溃（特别是如果有爪状或畸形的足趾）。还应该评估患者是否有周围血管疾病。

物理/作业治疗

经皮电刺激（TENS）试验可能有助于减轻多发性周围神经病变的症

状[11]。此外，对于因神经病变而导致步态不稳的患者，物理治疗配合步态训练和辅助设备评估可能是有益的。如果多发性周围神经病变累及上肢，导致患者在精细运动方面有困难，那么作业治疗和辅助装置可能会有帮助。

顽固性疼痛

如果患者对上述措施没有反应，则可以尝试两种不同的治疗组合。仍不能充分缓解疼痛的患者可考虑脊髓刺激[12]。

总结

患者表现为双足的麻木和刺痛，并不断恶化。体格检查时，手部也出现轻微症状。未发现上运动神经元病变。患者接受了EMG检查，检查结果证实了周围神经病变的诊断，也揭示了神经病变的类型（肢体远端感觉运动神经病变、轴突病变和脱髓鞘病变）。随后，患者使用普瑞巴林治疗疼痛。剂量逐渐增加，直到每天3次，每次100 mg，病情才稳定下来。患者还被建议戒烟、规律饮食和戒酒。其接受了一项锻炼计划，以逐渐提高耐力和心脏反应。3个月后随访，患者症状减轻，HbA1c改善。

要点

- 有肢体远端刺痛和麻木的患者应接受多发性周围神经病变的评估。EMG检查有助于区分神经病变的类型、严重程度和锐度，以及识别共存的神经肌肉疾病。受影响的神经纤维类型有助于确定这些症状的潜在病因。治疗应该有针对性，以减少疼痛并解决神经病变特定的潜在病因。
- 治疗首先要减轻症状。对于糖尿病神经病变患者，维持血糖正常以控制症状和防止进展很重要。

（涂洪波 译　漆伟 校）

参考文献

1. S.A. Gordon, J. Robinson Singleton, Idiopathic neuropathy, prediabetes and the metabolic syndrome, J. Neurol. Sci. 242 (2006) 9.
2. A. Schreiber, C. Nones, R. Reis, J. Chichorro, J.M. Cunha, Diabetic neuropathic pain: physiopathology and treatment, World J. Diabetes 6 (3) (2015) 432–444.
3. J. Weiss, L. Weiss, J. Silver, Easy EMG a Guide to Performing Nerve Conduction Studies and Electromyography, 2e, Elsevier, 2016.
4. B.C. Callaghan, A.A. Little, E.L. Feldman, R.A. Hughes, Enhanced glucose control for preventing and treating diabetic neuropathy, Cochrane Database Syst. Rev. (2012) CD007543.
5. C.L. Martin, J.W. Albers, R. Pop-Busui, DCCT/EDIC research group, Neuropathy and related findings in the diabetes control and complications trial/epidemiology of diabetes interventions and complications study, Diabetes Care 37 (2014) 31.
6. R. Freeman, E. Durso-Decruz, B. Emir, Efficacy, safety and tolerability of pregabalin treatment for painful diabetic neuropathy: findings from seven randomized control trials across a range of doses, Diabetes Care 31 (2008) 1448.
7. S. Derry, S. Straube, P.J. Wiffen, D. Aldington, R.A. Moore, Pregabalin for neuropathic pain in adults, Cochrane Database Syst. Rev. 1 (2019) CD07076.
8. V. Bril, J. England, G.M. Franklin, et al., Evidence-based guideline: treatment of painful diabetic neuropathy: report of the American Academy of Neurology, the American Association of Neuromuscular and Electrodiagnostic Medicine, and the American Academy of Physical Medicine and Rehabilitation, Neurology 76 (2011) 178.
9. S. Derry, A.S. Rice, P. Cole, T. Tan, R.A. Moore, Topical capsaicin (high concentration) for chronic neuropathic pain in adults, Cochrane Database Syst. Rev. 1 (2017) CD007393.
10. R. Chou, J.C. Ballantyne, G.J. Fanciullo, et al., Research gaps on use of opioids for chronic noncancer pain: findings from a review of the evidence for an American Pain Society and American Academy of Pain Medicine clinical practice guideline, J. Pain 10 (2009) 147.
11. R.M. Dubinsky, J. Miyasaki, Assessment: efficacy of transcutaneous electric nerve stimulation in the treatment of pain in neurologic disorders (an evidence-based review). Report of the Therapeutics and Technology Assessment subcommittee of the American Academy of Neurology, Neurology 74 (2010) 173.
12. C.C.M. de Vos, R.B. Zaalberg, et al., Spinal cord stimulation in patients with painful diabetic neuropathy: a multicenter randomized clinical trial, Pain 155 (2014) 2426.

第12章

一例行走困难的患者

Maryam hosseini, Michelle Stern

病例资料

患者，男，60岁，因"行走困难"至物理医学与康复诊所就诊。在过去6个月中起步、转弯困难，有2次几乎跌倒的经历。

既往史：因心房颤动服用抗凝药；有糖尿病、高血压病史；有椎管狭窄椎板切除减压以及右侧腕管松解术史。

个人史：有吸烟史，否认饮酒及吸毒史。和妻子住在一个入户有6级台阶的3层楼房里，到3楼有13级台阶。患者使用滚动式行走器和拐杖爬楼梯，日常生活需要妻子的帮助。

过敏史：对泰诺、呋喃妥因、造影剂过敏。

药物：服用香豆素、二甲双胍、洛普舒、坦索罗辛。

家族史：未提供。

生命体征：坐位血压130/70 mmHg，站立位血压120/70 mmHg；呼吸频率14次/分；心率70次/分；体温36.5℃；身高168 cm；BMI 21 kg/m²。

体格检查

头、耳、眼、鼻、喉：眼球运动正常，无上睑下垂。

一般情况：警觉，有方向感，不紧张，但非常疲倦。

四肢：无水肿、无皮疹、无血管束。

肌肉骨骼检查

视诊：与年龄相当的体格，无局灶性虚弱，无明显的肌无力及关节、软组织肿胀。

关节活动度（ROM）：双上肢各关节的被动活动正常；颈部的各方向

ROM正常。

神经系统检查

心理状态：AO×3，运动过弱型构音障碍，发音过弱，言语流利，理解能力完整，面具面容。

颅脑神经：EOM完整，瞳孔等大，对光和调节反射正常，面肌表达减少，舌居中。

运动：双侧上下肢末端肌力5级；上肢齿轮运动右侧强于左侧。

反射：双侧/单侧上下肢（+）。

跖反射：对称，足底向下。

感觉：双侧/单侧上下肢感觉完好无损。

协调：Romberg试验阴性，指鼻试验正常。

捻丸样静止震颤，张力正常。

步态：步长和抬足高度降低，呈弯腰姿势，上肢摆动减少，步态短且拖沓，有向后跌倒的倾向，正后退实验阳性；开始行走时僵硬，转向困难。

综合讨论

步态障碍患者治疗最初的关注重点应该是病史（过去跌倒、活动受限、症状出现的时间）、既往病史和体格检查。体格检查应该包括全面的神经系统检查、全面的肌肉骨骼检查、心血管检查[包括外周动脉疾病（跛行）和直立性低血压]。所服用的药物也应该被仔细审查。区分出神经和肌肉骨骼疾病，以及可以影响神经肌肉骨骼系统的医学情况应该是被关注的重点。要始终牢记的是，步态障碍患者，尤其是老年患者，往往具备由多个原因共同造成的疾病表现[1-3]。

观察患者走路对检查步态周期很重要。应监测一段时间内的步数（步频）、舒适的步行速度、步幅（同一足跟接触任意两个连续点之间的距离）、步宽（两足—步线之间的两边距离）、步幅角度[4]。

与特定疾病相关的特定步态模式可以为我们提供重要的诊断线索（表12.1）。

鉴别诊断

1.减痛步态/关节炎性步态

此类步态是一种因疼痛而形成的跛行，可能是由下肢骨关节炎、踝关节扭伤、足部应力性骨折等引起的。因为负重而引起患肢疼痛，为了避免疼痛，负重很快被转移到另一侧下肢上[5,6]。

表12.1 特定的步态模式及其与特定疾病的关系

类型	特点
减痛/关节炎步态	为了避免疼痛，患肢在尽可能短的时间内负重，导致跛行
小脑共济失调步态	站姿和步态宽，步幅可变，不稳固，摇晃
感觉性共济失调	步幅宽，在黑暗中行走、执行Romberg试验或蒙住眼睛，可能会导致失衡加剧
脊髓型颈椎病	步行速度降低，步幅短，双下肢支撑持续时间延长
心因性步态障碍	模仿非常不稳固的步态，当患者分心或认为其未被观察到时，可以看到症状暂时改善或完全消除
前庭病变步态	下肢略张开，步幅略缩小，Unterberger试验阳性，向受影响的一侧偏移
失用症/执行功能障碍步态	步行启动时困难和迟疑，步态缓慢、僵硬
舞蹈症步态障碍	膝关节和髋关节屈肌的突然不自觉的运动导致舞蹈般的摇摆动作
帕金森步态	步长和高度减少，弯腰姿势，上肢摆动减少，集中转身
神经肌肉步态	承重髋关节不稳定，导致非承重侧下降（Trendelenburg征），躯干左右过度运动，步态蹒跚
单侧痉挛步态	伸肌协同模式，膝关节伸展，踝关节跖屈和倒置，患侧上肢经常弯曲（环转运动）
双侧痉挛步态	大腿内收，因为通过中线增加了张力

2.小脑共济失调步态

此类步态表现为一种不稳固的、摇晃的、宽步幅的步态。可以注意到有弯腰的姿势，并伴随着谨慎行走及可变的步幅。小脑的中线病变导致躯干性共济失调。临床表现包括指鼻试验困难、Romberg试验阳性和眼震[7]。

3.本体感觉丧失

本体感觉丧失可导致感觉性共济失调，可见于脊柱病变和感觉神经病变。在没有视觉输入的情况下（如走进一个黑暗的房间），失衡会显著加剧。因此，提供视觉输入或反馈机制，如足部撞击地面，可以作为补偿手段。

4.脊髓型颈椎病

脊髓型颈椎病是55岁以上人群中最常见的脊髓功能障碍。患者通常表现为下肢无力，伴有上运动神经元体征（皮质脊髓和脊髓小脑束功能障碍）和痉挛[8-10]。

5.功能性神经障碍/心因性步态障碍

此类患者可能存在不寻常和不一致的神经表现，步态不稳。诊断此类患者的方法是排除其他疾病。一个重要的证实性发现是，神经性症状在注意力分散时完全改善[11,12]。

6.单侧或双侧前庭功能障碍

单侧或双侧前庭功能障碍导致前庭病变的步态。Unterberger试验阳性（要求患者在原地踏步20~30秒），前庭视反射缺乏，感觉像在黑暗中行走，有跌倒的倾向[13,14]。

7.高级步态障碍/失用性步态障碍

此类步态障碍基本上是由于额叶功能障碍导致的运动编程失败。步态迟疑、启动困难、短暂的拖曳步态、步态僵直是其特点[15,16]。

8.舞蹈症的步态障碍

此类步态障碍为亨廷顿病、迟发性运动障碍和左旋多巴引起的运动障碍的表现。膝关节和屈髋肌的突然不自觉的运动导致患者像蠕虫一样舞动[17]。

9.帕金森步态

此类步态以拖曳步态、步幅和步高降低为特征。上肢摆动减少和弯腰的姿势是由于不平衡。在步行启动、遇到障碍和转弯（整体转弯）时会遇到重大困难，并可能导致跌倒。多系统萎缩（MSA）是帕金森病和小脑体征与直立性低血压的结合[18,19]。

10.神经肌肉步态障碍

此类步态障碍发生于肌肉病变和近端肌无力的病例中。骨盆稳定肌无力导致负重侧骨盆下降（Trendelenburg征）和躯干左右移动（蹒跚步态）。膝关节过伸步态可见于股四头肌无力。踝关节背伸肌无力导致跨阈步态，足部在摆动阶段过度抬离地面[5]。

11.双侧/单侧病变

皮质脊髓束任何水平的病变均可导致痉挛性步态。在单侧大脑皮质损伤的病例中，环转运动表现为膝关节伸展和踝关节跖屈倒置。在双侧病变中，大腿内收和后移步态可导致痉挛性瘫痪[20]。

病例讨论

患者主诉在过去6个月里一直存在行走方面的问题，包括开始行走、遇到障碍和转身时存在困难，以及走路时几乎跌倒的情况。降压药或坦索洛辛会引起直立性血压改变，从而导致跌倒。鉴于患者正在接受抗凝治疗，跌倒后硬膜下血肿的风险较高，因此，预防跌倒至关重要。患者既往有糖尿病（DM）、心房颤动（增加脑卒中风险）和椎管狭窄病史，可能会导致神经性或脑功能障碍或脊髓功能障碍，但患者的检查提示有其他原因。在其检查中，肌力、深腱反射正常，无远端感觉异常。神经病变不太可能发生于有正常的感觉、运动和深腱反射的情况中，且如果没有上肢运动征象，则不太可能出现脊髓压迫。患者的检查记录包括震颤、齿轮样强直和拖曳步态，这是典型的帕金森综合征。

帕金森综合征症状最常见的原因是帕金森病（PD），其可导致进行性残疾。该病对男性的影响是女性的1.5倍[21]。帕金森病是一种临床诊断，现在无特定的影像学研究或实验室检查来确认诊断。临床特征包括捻丸样动作、静止性震颤、单侧受累（随时间推移可发展为不对称双侧症状）、嗅觉功能障碍，对左旋多巴有益的阳性反应支持帕金森病的诊断[22,23]。

非典型帕金森综合征，特别是在病程早期，可能被误诊为PD。这些疾病包括MSA、进行性核上性麻痹（PSP）、皮质基底节变性（CBD）和路易体痴呆（DLB）[24,25]（表12.2）。

其他最常与PD混淆的病因包括继发性帕金森综合征的病因。这些病因包括药源性帕金森综合征（DIP）、血管性帕金森综合征、中枢神经系统（CNS）感染性后遗症、创伤、毒素暴露（锰、鱼藤酮）和威尔逊病[26,27]（表12.3）。

表12.2　非典型帕金森综合征类型

非典型帕金森类型	特点
多系统萎缩（帕金森型）	运动迟缓、僵直、震颤对称发作 发展迅速 自主神经功能障碍（直立性低血压、膀胱功能障碍、阳萎）
进行性核上性麻痹	疾病早期1~2年内出现跌倒情况 僵硬的宽步态，膝关节伸直，上肢外展（喝醉的水手状） 下视受限，逐渐进展至上视和侧视麻痹
皮层基底神经节变性	明显的不对称 皮质症状：额叶综合征、失用症 基底神经节症状：震颤、强直和肌张力障碍
路易体病（帕金森痴呆）	伴帕金森综合征的痴呆（认知和方向波动） 复发性幻视

表12.3 继发性帕金森综合征的病因

继发性帕金森综合征	特点
药源性帕金森综合征	继发于多巴胺受体阻滞剂，如抗精神病药氟哌啶醇、硫噻蒽和利培酮
血管性帕金森综合征	症状多见于下肢（下肢帕金森病） 脑深部结构（基底神经节、丘脑）受累表现为痉挛、轻偏瘫和假性延髓麻痹
中枢神经系统感染后遗症	朊病毒病，克-雅脑病、SSPE，HIV、脑炎后综合征
威尔逊病	基底节铜沉积 凯-弗环

HIV，人类免疫缺陷病毒；SSPE，亚急性硬化性全脑炎。

客观数据

　　患者全血细胞计数/全代谢组均在正常范围内，国际标准化比值（INR）在治疗范围内。PD的诊断是基于病史和体格检查所获得的独特的临床特征[28]。基本标准是运动迟缓伴有僵硬和（或）静止性震颤，以及多巴胺药物治疗后的明显好转[29,30]。除非高度怀疑其他病因，包括正常压力脑积水或脑血管病因，否则不常使用脑成像来诊断PD。此外，当有非典型帕金森综合征的迹象时，成像可能是有用的[31,32]。

病理回顾

　　PD是一种复杂的神经退行性疾病，可引起运动和非运动症状。PD的特征是黑质中产生多巴胺的神经元的退化。组织病理学上，α-突触核蛋白（aSyn）蛋白质聚集产生不溶性胞浆内物质，即路易体，这是神经退行性病变的标志，在黑质多巴胺能神经元中可发现。

帕金森病的临床症状和体征

帕金森步态被称为拖曳步态，表现为短步、窄步，伴随着弯曲的膝关节和弯腰的姿势。4种典型的症状提示PD的诊断，包括静止性震颤、僵硬、运动迟缓和姿势不稳定。在诊断时，4种症状不必全部出现[30,35]。静止性震颤不应与特发性震颤相混淆。特发性震颤伴随运动发生，频率为8~12 Hz，可通过乙醇或普萘洛尔缓解。帕金森病捻丸样震颤的频率为3~6 Hz，通常发生在示指和拇指[36,37]。症状通常是单侧的，当发展至双侧肢体时，其受累模式是不对称的。男性、早发型步态困难和姿势不稳定的PD更有可能出现良好的预后。

讨论

步态异常，特别是在老年人群中，可能会有多个原因。获得完整的病史并进行全面的体格检查，包括步态分析，将有助于进行正确的鉴别诊断。根据患者的症状和体格检查，PD的差异较大。PD有多种表现，包括运动性和非运动性症状。早期诊断和治疗可以达到更好的效果，包括最大限度地提高功能。多巴胺类药物是PD早期最常用的药物。个性化的康复计划和用药管理将有利于帮助患者的功能恢复[38]。

药物治疗

虽然没有药物可以治愈PD，但药物可以减缓疾病的进展。主要的治疗方法是通过多巴胺类药物治疗运动症状。多巴胺前体（左旋多巴/卡比多巴）是最常用和推荐的药物，但长期/剂量依赖性的副作用与运动障碍和消退现象有关。可根据疾病和症状的阶段选择其他药物治疗[39,40]（表12.4）。

手术

神经外科干预，包括放置在下丘脑核（STN）的神经刺激器（称为深部脑刺激（DBS），可能会考虑用于顽固性震颤和药物治疗无效的病例。据报

表12.4　常用药物治疗PD运动症状的作用机制

	多巴胺的代谢	左旋多巴，卡比多巴
多巴胺剂	多巴胺受体刺激剂在中晚期疾病中的应用	溴隐亭，帕米膦酸钠，普拉克索
	阻断儿茶酚–O–甲基转移酶（COMT）抑制剂的外周活性	恩他卡朋
	单胺氧化酶抑制剂（MAO-B抑制剂）在疾病早期降低多巴胺代谢	司来吉兰，雷沙吉兰
	抗胆碱能（阻断乙酰胆碱受体），特别用于震颤	苯海索，苯海拉明
非多巴胺剂	抗谷氨酸（阻断乙酰胆碱受体和NMDA）	金刚烷胺

NMDA，N–甲基–D–天冬氨酸。

道，该手术对整体运动症状有持久的益处。

治疗

康复是PD非药物治疗的基石。英国国家健康与临床卓越研究所（NICE）发布了一份指南，强调了多学科康复治疗的重要性，包括物理治疗、作业治疗和言语治疗，以改善PD患者的生活质量和最大限度地提高其功能[42,43]。PD影响在运动学习中具有独特作用的基底神经节/纹状体（图12.1）。尽管研究表明，与对照组相比，其学习速度较慢，但仍然有足够的能力从锻炼中获益[44]。锻炼已经被证明可以增强神经递质的影响，并有可能提高功能[45]。

步态和平衡在很大程度上受到影响，因此，跑步机训练、平衡训练和高强度的阻力训练伴随视觉（激光）、听觉（便携式节拍设备）和触觉反馈可能对步态启动、僵硬阶段和步态速度有益[45-49]。滚轮、助行器和拐杖对平衡问题都有帮助[50,51]。另一方面，应推荐持续的有氧运动和伸展运动。柔韧性训练应该集中在以下身体部位，例如，胸壁、肩部和肘部、腘绳肌、腓、腕部和手掌前部、腰部和颈部，同时强化腹部、股四头肌、臀肌、背

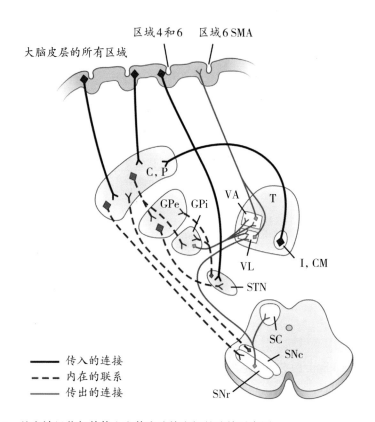

图12.1 基底神经节与其传入和传出连接之间的连接示意图。

CM，丘脑中夹中核；C,P，尾核，壳核（纹状体）；GPe，外侧（外部）苍白球；GPi，内侧（内部）苍白球；SC，上丘；STN，底丘脑核；SNc，黑质致密部；SNr，黑质网状部；T，丘脑；VA，腹前；VL，腹外侧。（From R.B. Daroff, J. Jankovich, J. Mazziotta, S. Pommeroy, Bradley's Neurology in Clinical Practice, 7e, Elsevier, Philadelphia, 2016, 1422–1466, Fig. 96.1.）

部和肱三头肌。可以使用不同的设备，包括淋浴椅和带有扶手的凸起的马桶座圈作为辅助设备。

训练要有长远目标，特点是对大幅度的动作进行重复和自我提示，如上肢摆动或踏步。对患者的步行建议是，尽量先用足跟着地，把每一步都当作一次大幅度的踢蹬，注意步幅而不是步速，走路时不要携带太多物品[52,53]。

综上所述，PD可表现为步态障碍，尤其是在老年人群中。其与需要评估和治疗的运动和非运动症状有关。震颤、运动迟缓、姿势不稳定和僵直是重要的体征检查[46]。

要点

■ 步态障碍有许多原因，包括神经性和非神经性原因。

■ 需要仔细注意检查以确定步态障碍的病因。

■ 帕金森诊断的随访应该持续进行，因为不存在针对诊断的特异性检测，而且可能被误诊为其他综合征。

（衣龙云 译　赵军 校）

参考文献

1. N.B. Alexander, A. Goldberg, Gait disorders: search for multiple causes, Cleve. Clin. J. Med. 72 (7) (2005) 589–590 596.

2. A.H. Snijders, B.P. van de Warrenburg, N. Giladi, B.R. Bloem, Neurological gait disorders in elderly people: clinical approach and classification, Lancet Neurol. 6 (1) (2007) 63–74.

3. N.C. Voermans, A.H. Snijders, Y. Schoon, B.R. Bloem, Why old people fall (and how to stop them), Pract. Neurol. 7 (3) (2007) 159–171.

4. R.W. Bohannon, A. Williams Andrews, Normal walking speed: a descriptive meta-analysis, Physiotherapy 97 (3) (2011) 182–189.

5. M.R. Lim, A. Wu, F.P. Girardi, F.P. Cammisa, Elderly patient with an abnormal gait, J. Am. Acad. Orthop. Surg. 129 (3) (2007) 81–95.

6. P. Mahlknecht, S. Kiechl, B.R. Bloem, et al., Prevalence and burden of gait disorders in elderly men and women aged 60-97 years: a population-based study, PloS One 8 (7) (2013) e69627.

7. S.M. Morton, A.J. Bastian, Relative contributions of balance and voluntary leg-coordination deficits to cerebellar gait ataxia, J. Neurophysiol. 89 (4) (2003) 1844–1856.

8. J.P. Kuhtz-Buschbeck, K. Jöhnk, S. Mäder, H. Stolze, M. Mehdorn, Analysis of gait in cervical myelopathy, Gait Posture 9 (3) (1999) 321–326.

9. A. Malone, D. Meldrum, C. Bolger, Gait impairment in cervical spondylotic myelopathy: Comparison with age- and gender-matched healthy controls, Eur. Spine J. 21 (12) (2012) 2456–2466.

10. H. Nishimura, K. Endo, H. Suzuki, H. Tanaka, T. Shishido, K. Yamamoto, Gait analysis in cervical spondylotic myelopathy, Asian Spine J 9 (3) (2015) 321–326.

11. L. Sudarsky, Psychogenic gait disorders, Semin. Neurol. 26 (3) (2006) 351–356.

12. T. Lempert, T. Brandt, M. Dieterich, D. Huppert, How to identify psychogenic disorders of stance and gait - A video study in 37 patients, J. Neurol. 238 (3) (1991) 140–146.

13. T. Brandt, M. Strupp, J. Benson, M. Dieterich, Vestibulopathic gait. Walking and running, Adv. Neurol. 87 (2001) 167–172.

14. H. Ling, Clinical approach to progressive supra-nuclear palsy, J Mov. Disord. 9 (1) (2016) 3–13.

15. P.D. Thompson, J.G. Nutt, Higher level gait disorders, J. Neural. Transm. 114 (10) (2007) 1305–1307.

16. J.G. Nutt, Higher-level gait disorders: an open frontier, Mov. Disord. 28 (11) (2013) 1560–1565.

17. Y.M.A. Grimbergen, M.J. Knol, B.R. Bloem, B.P.H. Kremer, R.A.C. Roos, M. Munneke, Falls and gait disturbances in Huntington's disease, Mov. Disord. 159 (2008) 251–260.

18. B. Bloem, Y. Grimbergen, J. Vandijk, M. Munneke, The "posture second" strategy: a review of wrong priorities in Parkinson's disease, J. Neurol. Sci. 248 (1–2) (2006) 196–204.

19. B.R. Bloem, J.M. Hausdorff, J.E. Visser, N. Giladi, Falls and freezing of gait in Parkinson's disease: a review of two interconnected, episodic phenomena, Mov. Disord. 19 (8) (2004) 871–884.

20. W. Pirker, R. Katzenschlager, Gait disorders in adults and the elderly: a clinical guide, Wien Klin. Wochenschr. 129 (3) (2017) 81–95.

21. L.M.L. De Lau, P.C.L.M. Giesbergen, M.C. De Rijk, A. Hofman, P.J. Koudstaal, M.M.B. Breteler, Incidence of parkinsonism and Parkinson disease in a general population: The Rotterdam Study, Neurology 63 (7) (2004).

22. C.D. Marsden, The mysterious motor function of the basal ganglia: the Robert Wartenberg Lecture, Neurology 32 (5) (1982) 514–539.

23. M.C. Rodriguez-Oroz, M. Jahanshahi, P. Krack, et al., Initial clinical manifestations of Parkinson's disease: features and pathophysiological mechanisms, Lancet Neurol. 8 (12) (2009) 1128–1139.

24. N.R. Mcfarland, Diagnostic approach to atypical parkinsonian syndromes, Contin. Lifelong Learn Neurol. 22 (4) (2016) 1117–1142.

25. A.B. Deutschländer, O.A. Ross, D.W. Dickson, Z.K. Wszolek, Atypical parkinsonian syndromes: a general neurologist's perspective, Eur. J. Neurol. 25 (1) (2018) 41–58.

26. M.V.G. Alvarez, V.G.H. Evidente, Understanding drug-induced parkinsonism: Separating pearls from oysters, Neurology 70 (8) (2008) e32–34.

27. J. Winikates, J. Jankovic, Clinical correlates of vascular parkinsonism, Arch. Neurol. 56 (1) (1999) 96–102.

28. D. Berg, R.B. Postuma, C.H. Adler, et al., MDS research criteria for prodromal Parkinson's disease, Mov. Disord. 30 (12) (2015) 1600–1611.

29. A.J. Hughes, S.E. Daniel, L. Kilford, A.J. Lees, Accuracy of clinical diagnosis of idiopathic Parkinson's disease: A clinico-pathological study of 100 cases, J. Neurol. Neurosurg. Psychiatry 55 (3) (1992) 181–184.

30. O. Suchowersky, S. Reich, J. Perlmutter, T. Zesiewicz, G. Gronseth, W.J. Weiner, Appen-

dix A: Practice parameter: diagnosis and prognosis of new onset Parkinson disease (an evidence-based review): Report of the Quality Standards Subcommittee of the American Academy Neurology, Contin. Lifelong Learn Neurol. 67 (12) (2007) 2266.

31. A.J. Stoessl, W.R.W. Martin, M.J. McKeown, V. Sossi, Advances in imaging in Parkinson's disease, Lancet Neurol. 10 (11) (2011) 987–1001.

32. M. Politis, Neuroimaging in Parkinson disease: from research setting to clinical practice, Nat. Rev. Neurol. 10 (12) (2014) 708–722.

33. D.W. Dickson, Parkinson's disease and parkinsonism: neuropathology, Cold Spring Harb. Perspect. Med. 2 (8) (2012) a009258.

34. D.W. Dickson, H. Fujishiro, C. Orr, et al., Neuropathology of non-motor features of Parkinson disease, Park. Relat. Disord. 15 (3) (2009) S1–S5.

35. J. Massano, K.P. Bhatia, Clinical approach to Parkinson's disease: features, diagnosis, and principles of management, Cold Spring Harb. Perspect. Med. 2 (6) (2012) a008870.

36. H.J. Lee, W.W. Lee, S.K. Kim, et al., Tremor frequency characteristics in Parkinson's disease under resting-state and stress-state conditions, J. Neurol. Sci. 362 (2016) 272–277.

37. M.A. Thenganatt, E.D. Louis, Distinguishing essential tremor from Parkinson's disease: bedside tests and laboratory evaluations, Expert Rev. Neurother. 12 (6) (2012) 667–696.

38. M.E. McNeely, G.M. Earhart, Medication and subthalamic nucleus deep brain stimulation similarly improve balance and complex gait in Parkinson disease, Park. Relat. Disord. 19 (1) (2013) 86–91.

39. B.S. Connolly, A.E. Lang, Pharmacological treatment of Parkinson disease: a review, J. Am. Med. Assoc. 311 (16) (2014) 1670–1683.

40. P. Rizek, N. Kumar, M.S. Jog, An update on the diagnosis and treatment of Parkinson disease, CMAJ 188 (16) (2016) 1157–1165.

41. J. Voges, A. Koulousakis, V. Sturm, Deep brain stimulation for Parkinson's disease, Acta. Neurochir. Suppl. 2 (6) (2007) 20–28.

42. National Collaborating Centre for Chronic Conditions, Parkinson's disease. Diagnosis and management in primary and secondary care, Natl. Inst. Heal. Clin. Excell. Clin. Guidel. 35 (2006).

43. National Collaborating Centre for Chronic Conditions, Parkinson's Disease: National Clinical Guideline for Diagnosis and Management in Primary and Secondary Care, Natl. Inst. Heal. Clin. Excell. Clin. Guidel. (2006).

44. G. Abbruzzese, R. Marchese, L. Avanzino, E. Pelosin, Rehabilitation for Parkinson's disease: current outlook and future challenges, Park. Relat. Disord. 22 (1) (2016) S60–S64.

45. C.J. Hass, T.A. Buckley, C. Pitsikoulis, E.J. Barthelemy, Progressive resistance training improves gait initiation in individuals with Parkinson's disease, Gait Posture 35 (4) (2012) 660–674.

46. P.H. Chen, R.L. Wang, D.J. Liou, J.S. Shaw, Gait disorders in Parkinson's disease: assessment and management, Int. J. Gerontol. 7 (4) (2013) 189–194.

47. J. Mehrholz, J. Kugler, A. Storch, M. Pohl, K. Hirsch, B. Elsner, Treadmill training for patients with Parkinson's disease, Cochrane Database Syst. Rev. 22 (8) (2015) CD007830.

48. S.J. Lee, J.Y. Yoo, J.S. Ryu, H.K. Park, S.J. Chung, The effects of visual and auditory cues on freezing of gait in patients with Parkinson disease, Am. J. Phys. Med. Rehabil. 91 (1) (2012) 2–11.

49. S. Donovan, C. Lim, N. Diaz, et al., Laserlight cues for gait freezing in Parkinson's disease: an open-label study, Park. Relat. Disord. 17 (4) (2011) 240–245.

50. E. Cubo, C.G. Moore, S. Leurgans, C.G. Goetz, Wheeled and standard walkers in Parkinson's disease patients with gait freezing, Park. Relat. Disord. 10 (1) (2003) 9–14.

51. R. Boonsinsukh, V. Saengsirisuwan, P. Carlson-Kuhta, F.B. Horak, A cane improves postural recovery from an unpracticed slip during walking in people with Parkinson disease, Phys. Ther. 92 (9) (2012) 1117–1129.

52. L. Rochester, D. Rafferty, C. Dotchin, O. Msuya, V. Minde, R.W. Walker, The effect of cueing therapy on single and dual-task gait in a drug naïve population of people with Parkinson's disease in Northern Tanzania, Mov. Disord. 25 (7) (2010) 206–209.

53. S.V. Sarma, M.L. Cheng, U. Eden, Z. Williams, E.N. Brown, E. Eskandar, The effects of cues on neurons in the basal ganglia in Parkinson's disease, Front. Integr. Neurosci. 6 (2012) 40.

54. M.E. Tinetti, D.I. Baker, G. McAvay, et al., A multifactorial intervention to reduce the risk of falling among elderly people living in the community, N. Engl. J. Med. 331 (1994) 821.

55. M.C. Nevitt, S.R. Cummings, Type of fall and risk of hip and wrist fractures: the study of osteoporotic fractures, The Study of Osteoporotic Fractures Research Group, J. Am. Geriatr. Soc. 41 (1993) 1226.

索　引